DES PERFORATIONS SPONTANÉES DE L'ESTOMAC.

Par M. ALEXANDRE GERARD.

Docteur en Médecine, Chirurgien des Hôpitaux militaires.

Judicium difficile. . . .

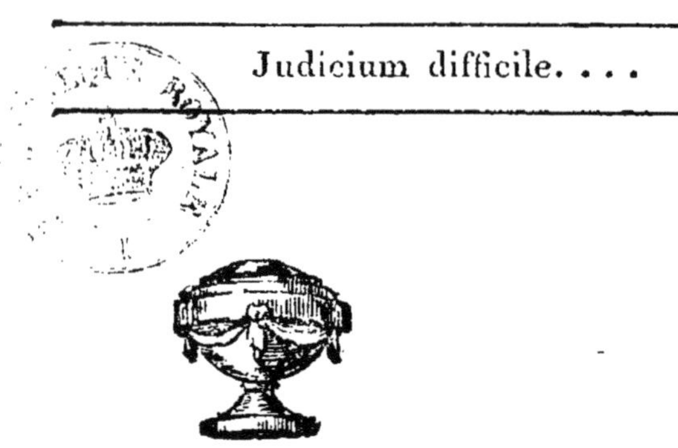

PARIS,

DE L'IMPRIMERIE DE GILLÉ FILS.

AN XII. (1803.)

INTRODUCTION.

Depuis qu'on s'est occupé d'une manière spéciale des maladies organiques, que l'on a multiplié dans cette vue les ouvertures de cadavres; depuis sur-tout qu'on a apporté dans ces recherches plus de soin et d'exactitude, on s'est convaincu que ces lésions sont beaucoup plus communes que ne l'avaient pensé les anciens qui les connaissaient peu : on est particulièrement redevable à MM. Portal et Corvisart, d'un grand nombre d'observations précieuses, qui ont jeté beaucoup de jour sur le diagnostic de plusieurs d'entr'elles, et fixé l'attention générale sur cette classe importante de maladies. Les perforations spontanées de l'estomac qui font partie de cette classe, ne sont pas de ces cas rares, qui ne se présentent qu'un petit nombre de fois dans le cours d'un siècle; ce sont malheureusement des lésions très-communes, mais peu ou point connues sous le rapport qui intéresse le plus les praticiens ; celui du diagnostic et du prognostic. La plupart des auteurs qui ont donné des observations d'estomacs perforés, semblent avoir été plus frappés de la singularité du cas que de toute autre idée ; BONET, LIEUTAUD en rassemblant quelques faits, ne les ont envisagés que sous le point de vue anatomique : HUNTER en parlant des perforations d'estomac par le suc gastrique, n'a considéré que l'action de ce suc, sur les parois du viscère après la mort (1) : MORGAGNI, n'a traité ce sujet qu'en passant, et les rapprochemens que fait cet auteur, ne tendent pas à éclaircir ce qu'il importe le plus de savoir. La difficulté du prognostic a paru jusqu'alors insurmontable ; cependant, l'expérience prouve tous les jours que quelqu'extraordinaire que paraisse d'abord une maladie, il ne faut pas

(1) Je dois dire que je parle ici d'après les autres, n'ayant pu consulter moi-même l'original.

se presser de conclure comme le font quelques médecins, qu'il soit impossible de la reconnaître jamais autrement que par l'autopsie cadavérique; il est plus sage d'en écrire l'histoire avec exactitude, dans l'espérance qu'aidés de ce secours, d'autres pourront prévoir dans la suite, ce qu'il était si difficile de deviner auparavant.

En ajoutant quelques faits à ceux qui existent déjà, j'ai donc pensé que je devais particulièrement m'attacher à fixer l'attention sur les circonstances antécédentes, et les symptômes qui se sont manifestés pendant les dernières heures de la vie, afin de voir s'il est possible de reconnaître ces perforations avant la mort du malade, ou immédiatement après.

Quoique cette connaissance ne laisse dans le premier cas aucun espoir de guérison, on conçoit cependant qu'elle est de la plus grande importance; en effet, un médecin qui sait qu'une maladie est essentiellement mortelle, s'abstient de toute pratique qui peut fatiguer inutilement son malade, et s'épargne à lui-même bien des peines et des inquiétudes : il ne parviendrait même à découvrir la cause du mal qu'après la mort du malade, que cette découverte lui serait encore de quelqu'avantage ; elle lui servirait à forcer en quelque sorte l'ouverture du cadavre, qu'on a quelquefois tant de peine à obtenir dans la pratique civile, à confirmer la certitude de son prognostic par une observation nouvelle, à découvrir aux yeux de tous la cause d'une mort inévitable, à mettre sa réputation à couvert, et enfin à faire taire la calomnie, si ce n'est pas exiger l'impossible.

Avant d'entrer en matière, il serait peut-être à propos de dire ce que j'entends par perforation spontanée de l'estomac, et d'établir les différences qui existent entre les perforations intérieures, et celles qui correspondent au dehors; mais ce préambule me paraît inutile; la première observation fera d'abord connaître l'idée que j'attache à ce mot, et la suite du mémoire développera successivement les points qu'il importe le plus d'éclaircir.

DES PERFORATIONS
SPONTANÉES
DE L'ESTOMAC.

PREMIÈRE OBSERVATION,

Communiquée par mon Père.

Un jeune homme de vingt-huit à trente ans, grand, sec et pâle, s'était plaint dans son enfance de maux d'estomac, dont on avait attribué la cause aux vers ; son tempérament s'étant fortifié avec l'âge, il se maria et eut des enfans. Il jouissait d'une assez bonne santé en apparence, lorsqu'il sortit un matin avec son père pour acheter un emploi, n'ayant rien pris qu'un verre de vin et d'eau et quelques onces de pain. Son affaire terminée, il retournait chez lui vers les quatre heures du soir, lorsqu'il s'arrêta tout-à-coup, saisi par une douleur énorme qui le força de se courber, la tête jusqu'à terre, serrant son ventre avec ses bras, et s'écriant, *je suis mort.*

Se trouvant dans l'impossibilité de faire un seul pas, il se laissa porter par son père sur un banc qui était près de là ; après être resté un quart-d'heure sur ce banc, et conservant toujours la même attitude, il regagna son logis avec la plus grande peine. En arrivant chez lui, il se jeta en travers sur son lit, où il vomit une gorgée ou deux du pain et du vin qu'il avait pris le matin. Le médecin, qui arriva une heure après, le trouva encore dans la même situation; ce fut avec la plus grande peine qu'il parvint à le faire changer de position pour examiner l'état du ventre, où il rapportait les cruelles douleurs dont il était tourmenté. Les muscles de l'abdomen étaient dans une contraction si violente, que la paroi antérieure de cette cavité paraissait collée à la colonne vertébrale, et offrait la dureté d'une planche ; la figure était décomposée, et le pouls extrêmement vîte et petit.

Etonné de voir un appareil de symptômes qu'il n'avait pas encore rencontré pendant une longue pratique, le médecin crut cependant appercevoir quelque rapport entre cette étrange maladie et la colique spasmodique ; il prescrivit en conséquence une potion avec le laudanum qui ne calma nullement les douleurs ; les fomentations émollientes, le bain n'eurent pas un succès plus heureux. Après ce genre de remèdes, il ordonna une saignée ; dès que la lancette fut retirée du vaisseau, le sang jaillit à plus de dix pieds, et s'arrêta au même instant, sans que le chirurgien, qui était fort adroit, pût en obtenir davantage (1). Rien ne soulageant le malade, on lui fit prendre vers les dix heures, du soir, une potion faite avec l'eau de feuilles d'oranger, le laudanum et le sirop de pavot, pour essayer encore de calmer la douleur.

Ce remède eut peu d'effet : le malade n'était point altéré, et refusait même de boire : il passa toute la nuit dans les plus cruelles souffrances, et mourut à quatre heures du matin. On observa alors que le ventre, au lieu d'être contracté, était gonflé au point de faire soupçonner un épanchement.

Douze heures après la mort, on fit l'ouverture du bas-ventre avec beaucoup de précaution: il sor-

---

(1) Il paraît que chez les hommes robustes ces contractions violentes sont un symptôme assez fréquent des plaies de l'estomac.

En voici un autre exemple assez remarquable. En l'an IV ou l'an V, je vis apporter à l'hôpital militaire de Strasbourg, vers quatre à cinq heures du soir, un soldat que l'on croyait mort; il avait au-dessous du cartilage xiphoïde une large blessure, par où sortaient le vin et les alimens contenus dans l'estomac. Ce blessé se ranima cependant pour être en proie toute la nuit aux plus cruelles douleurs; il ne mourut que le lendemain à sept heures du matin. Le docteur *Garnier* qui disséqua le cadavre me dit qu'il avait trouvé dans les muscles des bras, mais sur-tout dans ceux des cuisses, une multitude innombrable de fibres musculaires rompues.

tit d'abord une grande quantité d'air ; puis on découvrit un épanchement séreux, qui n'était autre chose que le petit-lait qu'avait pris le malade, sur lequel surnageait l'huile des potions. On ne douta plus qu'il n'y eût rupture dans quelque portion du canal alimentaire ; et commençant les recherches par l'estomac, on découvrit dans la petite courbure, à un pouce environ du pylore, un trou du diamètre d'une ligne et demie, arrondi comme s'il eût été fait avec un emporte-pièce : ce trou était environné d'un cercle rouge de la largeur d'un quart de ligne tout au plus, mais pourtant très-sensible ; l'intérieur de l'estomac n'était ulcéré dans aucun autre endroit ; et on ne trouva, ni dans ce viscère, ni dans le canal intestinal, ni dans la capacité du ventre, aucun ver ou corps étranger, auxquels on pût attribuer la cause de cette étrange maladie. Les autres viscères étaient sains, les cavités de la poitrine et du crâne ne furent point ouvertes.

J'étais encore jeune, lorsque cet accident arriva ; cependant les circonstances de cette mort étant restées gravées dans ma mémoire, je conçus dans la suite toute l'importance de cette observation, et je priai mon père de me donner quelques détails à ce sujet, afin qu'un fait aussi intéressant ne fût pas perdu pour la science.

DEUXIÈME OBSERVATION.

En m'envoyant les notes qu'il avait faites dans le tems sur cette maladie, ce praticien me mandait : « Ce cas n'est pas le seul que j'aie rencontré dans ma pratique : quelques années après la mort de *Fr.*, j'eus encore occasion d'observer la même maladie, ou du moins les mêmes symptômes, sur une fille de vingt ans. C'était la fille d'un aubergiste, grosse, grasse, haute en couleur et bien portante en apparence : vers les sept heures du matin, elle avait mangé des haricots pour son déjeûner, lorsque vers les onze heures, elle fut tout-à-coup saisie d'une douleur énorme dans le bas-ventre ; en un mot, c'étaient les mêmes symptômes que j'avais observés chez *Fr...*, la même atrocité dans les douleurs, la même posture courbée, la même contraction des parois abdominales : le pouls était dur, extrêmement vîte, la figure décomposée : la malade fit quelques efforts pour vomir, et cependant ne vomit pas : je ne la saignai pas ; mais les bains, les fomentations, les potions huileuses et anti-spasmodiques qui ne furent pas épargnées, n'apportèrent aucun soulagement à ses maux, et la mort survint au bout de quatorze heures.

» Je fis inutilement tout ce qui m'était possible pour obtenir l'ouverture du cadavre ; les parens ne voulurent jamais y consentir ; j'en suis donc réduit aux conjectures ; mais je demeure persuadé, autant qu'on peut l'être d'une chose qui n'est pas avérée, que j'aurais trouvé un trou à l'estomac. »

Je ne discute pas ici, jusqu'à quel point sont fondées les conjectures de mon père, la suite de ce mémoire devant leur donner le plus haut degré de probabilité : je ne dissimule pas néanmoins qu'il ne soit possible d'élever quelques doutes sur la véritable cause de cette mort, mais j'ai cru devoir rapporter le fait tel qu'il est, afin de ne rien négliger de tout ce qui peut répandre quelque lumière, sur un sujet aussi intéressant que peu connu.

Je reviens maintenant à la première observation. Quelle a été, chez l'individu qui en fait le sujet, la cause de cette petite ouverture ronde entourée d'un cercle rouge? Ce n'était pas un corps étranger, puisque le malade n'en avait point avalé, et qu'on ne trouva rien dans la cavité de l'abdomen. Si c'eût été une matière âcre, il est à croire que l'estomac aurait été corrodé dans quelqu'autre endroit (1).

(1) Dans un mémoire sur les carcimones de l'estomac, présenté à l'École de Médecine de Paris par M. *Aussant*, j'ai remarqué un cas de désorganisation de ce viscère qui confirme ce que je viens d'avancer.

L'observation est on ne peut pas plus incomplette sous le rapport des symptômes ; le malade mourut peu de tems après son entrée à la Charité, et il paraît qu'on ne l'a point suivi dans ses derniers momens. Mais à l'ouverture du cadavre, on trouva l'estomac presqu'entièrement désorganisé ;

Ce n'étaient point ces vers perforans dont parle *Schulze* et *Coith* (1), puisqu'il ne s'en trouva

---

la membrane interne était fongueuse, épaisse, et présentait vers le grand cul-de-sac un carcinome volumineux et ulcéré ; plusieurs troncs traversaient de part-en-part la substance de l'estomac, en manière d'emporte-pièce, sans aucune apparence d'inflammation ; dans plusieurs autres endroits les deux membranes internes se trouvaient corrodées. (*Voyez page* 18.)

(1) Ces observations d'estomacs et d'intestins percés par des vers, sont au nombre de celles qui ont besoin d'être vérifiées. Voici un trou qui pénètre dans l'estomac, je vois des vers qui sortent par ce trou, donc ce sont ces vers qui ont fait ce trou : voilà pourtant un raisonnement, comme on en trouve à chaque instant dans les observateurs ! Ce n'est pas que je prétende nier absolument la possibilité du fait en question ; mais j'attends, pour croire à sa réalité, des preuves plus convaincantes que celles qu'on a produites jusqu'ici ; je sais qu'on a trouvé des lombricaux dans l'intérieur du foie ; mais il me paraît plus vraisemblable que ces vers se sont développés dans l'intérieur de cet organe, que de penser qu'ils ont traversé toute l'épaisseur de ce viscère : quant à la plupart des observations rapportées par les auteurs, il suffit de les lire, pour se persuader que ces prétendues perforations, ne sont autre chose que des fistules produites par des abcès ou des plaies rouvertes, qui donnaient passage aux vers, comme chez cette femme dont on lit l'histoire dans les Éphémérides des curieux de la nature. (An IV et V, page 36) J'ai été moi-même témoin d'un fait de ce genre qui me paraît assez curieux.

Nous reçumes à l'hôpital des vénériens, établi à Augsbourg

aucun dans l'estomac, ni dans les intestins. Doit-on l'attribuer à une pustule, ou plutôt à un petit abcès qui, après s'être formé lentement entre les membranes de l'estomac, se sera ouvert ensuite en-dedans et en-dehors? C'est encore ce qui me paraît le plus probable : Pison rapporte, d'ailleurs, un fait (1) qui donne du poids à cette opinion : cet auteur dit qu'ayant ouvert le cadavre d'une dame qui avait été affectée pendant long-tems de cardialque et de difficulté de respirer, on trouva du pus amassé en forme d'abcès, entre les tuniques de l'estomac.

Quoi qu'il en soit, laissant la cause qui est incertaine, pour ne considérer que les résultats, on demande si cette douleur subite, qui n'est pas très-considérable, mais énorme, atroce, cette tension des parois abdominales, collées à la colonne ver-

---

en Souabe, un soldat qui avait un bubon à l'aîne gauche; ce bubon vint à suppuration, s'ouvrit, et on en retira un lombric qui avait plus d'un demi-pied de long : nous fumes très-surpris de ce phénomène; mais en observant les choses de plus près, je m'apperçus que cet ulcère exhalait une odeur stercorale, et en interrogeant le malade, j'appris que deux mois auparavant, après avoir fait un effort, il avait senti dans l'aîne une douleur assez aiguë, qu'il avait vomi deux ou trois fois, qu'il avait eu un peu de fièvre; mais que depuis il n'avait rien ressenti que ce bubon qu'il croyait vénérien. Ce malade fut guéri en peu de jours.

(1) Lieutaud, Hist. Ana. Med., lib. I, obs. 28.

tébrale, ce spasme général, ce sentiment intime et bien extraordinaire d'une lésion mortelle, la mort au bout de quatorze ou quinze heures; on demande, dis-je, si ces symptômes sont caractéristiques, et si on les a observés chez tous les sujets où on a trouvé l'estomac perforé?

TROISIEME OBSERVATION,

Par M. GEOFFROI (1).

UNE femme de quarante à quarante-un ans, sujette à des jaunisses, à des migraines fréquentes et très-vives, eut les pâles-couleurs à l'âge de quinze ans, et passa un an dans cet état sans être réglée... .... A trente-huit ans elle souffrit davantage de l'estomac, vomissant plus souvent et plus abondamment dans les migraines; pour lors on s'apperçut d'une tumeur fort dure, et renitente vers le pylore.......................... Trois ans après, au sortir du dîner, en montant un escalier, elle se trouva mal, perdit connaissance, devint froide et sans pouls, au point qu'on fut obligé de l'emporter et de la mettre dans son lit: on eut beaucoup de peine à la faire revenir; mais le pouls ne put se relever, ni le froid se dissiper

(1) Mémoire de la Société Royale de Médecine, an 1780 et 1781, page 162 et 163.

rien ne put la ranimer ; elle mourut le même jour, vers les onze heures du soir, huit heures après l'accident.

A peine le ventre fut-il ouvert, qu'on trouva sa capacité remplie des alimens que la malade avait pris à son dîné, ainsi que les potions et les boissons qu'elle avait prises, et qui avaient distendu et gonflé de plus en plus l'abdomen. L'estomac était flasque et vide ; mais le pylore formait un cercle dur, squirreux, presque cartilagineux, qui avait près d'un demi-pouce de largeur en différens endroits : près de ce cercle, il s'était formé une suppuration qui l'avait rongé dans une portion en produisant un sinus oblique, de sorte qu'il ne restoit plus en cet endroit, qu'une pellicule, que la compression et l'effort que la malade avait faits en montant l'escalier, lorsque son estomac était distendu par les alimens, avaient rompue.........

QUATRIÈME OBSERVATION,

Par WHYTT (1).

UN homme qui, depuis plus de trois ans, était sujet à avoir des spasmes, des douleurs dans l'estomac, du dégoût, des rapports, du dérangement dans les organes de la digestion, et des vomisse-

(1) Vapeurs, mald. nerv., tome 1er., page 537., trad. de le Bégue de Presle.

mens, commença au printems de 1748, à vomir une liqueur noirâtre qui approchait d'une décoction de café à l'eau, et à rendre une matière semblable par les selles. A la fin d'avril 1749, il vomit une grande quantité de matières noires comme l'année précédente, et bientôt après il rendit encore de la même façon près d'une pinte de sang, dont la plus grande partie était coagulée, ou en caillots... .... Ces accidens le mirent si bas, qu'il n'a jamais recouvré son embonpoint et ses couleurs. Durant tout l'été, son mal continua à devenir plus fâcheux : il avait beaucoup d'oppression, des rots, des maux d'estomac, de fréquentes envies de vomir; mais rarement il a rendu autre chose par cette voie qu'un phlegme épais, jusqu'au commencement d'octobre. Alors le malade, après avoir senti un poids extraordinaire dans l'estomac, vomit un matin une grande quantité de matière noirâtre, et le soir beaucoup de sang coagulé. Le 15 du même mois, vers onze heures du matin, il ressentit tout-à-coup, après avoir eu envie de vomir, une douleur aiguë au-dessous des fausses côtes du côté gauche : immédiatement après l'apparition de ce nouveau symptôme, le pouls commença à diminuer de plus en plus, et cet homme mourut à deux heures après-midi.

L'ouverture du corps ayant été faite, on trouva les membranes de l'estomac épaisses et squirreuses en plusieurs endroits, spécialement vers l'orifice gauche de ce viscère : il y avait dans l'étendue des parties malades plusieurs petites ulcérations ou crevasses, et près du fond de l'estomac, un trou de la grandeur d'une pièce de vingt-quatre sols.

Il ne se trouva rien dans l'estomac ; tout ce qu'il contenait s'était vidé dans la cavité de l'abdomen par le trou dont nous avons parlé.

L'auteur observe ensuite qu'il n'y a nul doute que les vomissemens de matières noirâtres n'ayent été augmentés, ou même occasionnés par les vomitifs que prenait le malade pour obvier au dégoût, au défaut d'appétit, et aux douleurs d'estomac. Ce qui prouve en passant, qu'il faut être très-réservé sur l'usage des vomitifs, lorsqu'on a des raisons pour soupçonner une lésion organique de l'estomac. Les faits suivans viennent encore à l'appui.

CINQUIÈME OBSERVATION

De Winker (1).

Un homme âgé de plus de cinquante ans, d'un tempérament athlétique, sujet depuis un grand nombre d'années à diverses maladies, et particulièrement à celles de l'estomac, fut saisi d'une douleur énorme dans l'hypocondre gauche. Pour s'en délivrer il prit, par le conseil d'un charlatan, un

---

(1) Lieutaud, Hist. Ana. Méd., lib. I, obs. 42.

vomitif très-violent, pendant l'effet duquel il mourut, étant paralysé des membres supérieurs et inférieurs.

En examinant les viscères du bas-ventre, on observa autour du pylore un ulcère calleux, au centre duquel se remarquait un trou qui donnait passage aux matières contenues dans l'estomac.

La fin malheureuse de l'amiral *Wassenaer*, nous offre un exemple plus frappant encore de l'abus des vomitifs : la relation de cet événement faite par *Boerhaave* lui-même, l'expérience de ce grand homme mise en défaut, ont rendu cette observation fameuse parmi les médecins. Ce n'est pas, à la vérité, une perforation de l'estomac, mais le déchirement complet de la partie inférieure de l'œsophage, à la suite d'un ulcère qu'il était possible de soupçonner. Cependant, à quelques différences près qui dépendent du siége de la lésion, on retrouve la plupart des symptômes signalés dans quelques-unes des observations de ce recueil ; l'instantanéité de la douleur, l'énormité de cette douleur, qui faisait pousser des cris horribles à un homme d'une fermeté d'ame inébranlable ; le vomissement de quelques gorgées de boissons, l'inefficacité de tous les remèdes, et la conscience intime de la mort qui arriva au bout de dix-huit heures. Le ventre ne parut pas gonflé après la mort, mais l'absence de ce signe dépendait du lieu de l'épanchement, qui existait dans la poitrine. *Boerhaave* qui ne connaissait pas les symptômes propres à certaines perforations d'estomac, a été privé d'une donnée qui lui eût été d'un grand secours ; *Zimmermann* qui se trouvait dans le même cas, propose en forme d'énigme la première partie de l'observation dont il s'agit (1); mais il me semble que cette énigme aura perdu une partie de sa difficulté pour ceux qui auront lu ce mémoire.

SIXIÈME OBSERVATION,

Par M. BALME, Médecin au Puy-en-Velay (2).

UNE petite fille âgée de quatre à cinq ans, paraissait languir depuis environ trois semaines; ses couleurs s'affaiblissaient, elle était triste et s'assoupissait facilement: elle mangait peu, et à certains intervalles elle se plaignait du ventre et de l'estomac; on soupçonna des vers, elle y avait été sujette...... Je fus appelé le 3 juin 1783. Son visage me parut naturel; bien loin d'avoir la fièvre, son pouls était faible, et plus lent qu'on ne l'a à cet âge : la langue était blanche, humectée, le ventre souple et sans douleur. J'ordonnai quelques remèdes qu'on ne fit pas. Le 6 je fus appelé de grand matin, je trouvai la petite malade à la fin d'une convulsion universelle,

(1) Von der *Erfahrung* in der Arzneikunst III[ter], B. 4, kap. S. 293.

(2) Journal de Méd., année 1786, pag. 246.

le visage défait, le pouls bien plus faible, les forces abattues ; j'ordonnai du vin chaud et sucré, mais les convulsions reprirent peu-à-peu; le ventre et l'estomac n'annonçant aucune affection particulière.... On donna à la fin de la convulsion dix gouttes de syrop de Glauber (1) dans une cuillerée d'eau de fleur d'orange, dont l'effet nul oblige d'en redonner cinq gouttes qui produisent un vomissement, sans grands efforts, d'alimens non digérés et de quelques glaires : les convulsions reparaissent et se succèdent par intervalles ; on donna quelques gouttes de laudanum liquide...... L'état convulsif continue et augmente, les membres se tordent, la petite malade perd ses forces, son pouls disparaît, et vers trois heures après-midi elle expire ; le ventre et l'estomac étant toujours restés souples et sans douleurs.

Les deux cavités supérieures n'offrirent rien de particulier. Les viscères de la cavité abdominale étaient également intacts, l'estomac était la seule partie affectée : on fut surpris de trouver une ouverture très-grande dans la partie inférieure qui répond à la rate : cette ouverture, qui paraissait être d'environ trois pouces, s'augmentait en la maniant, parce que les bords en étaient comme dissous par une sorte de macération putride et sanieuse, sans aucun signe d'inflammation locale ou voisine,

(1) C'est un émétique.

ou antérieure, dont on n'a vu aucun signe propre à l'approche de la maladie ni dans sa durée.

Il n'y avait que très-peu d'épanchement dans les environs de cette sanie ichoreuse dont l'odeur n'était pas forte.

SEPTIEME OBSERVATION,

Par le citoyen BELLOT, *Médecin à Abbeville* (1).

Le citoyen Fr...., âgé de quarante à quarante-cinq ans, se plaignait depuis dix ans de maux d'estomac, qu'il éprouvait par intervalles ; et depuis trois ans, il était sujet à des vomissemens en quelque sorte périodiques, mais toujours suivis d'un soulagement notable. Dans le courant de floréal an 6, il me consulta pour ses vomissemens, dont il était alors, et depuis quelques mois, très-vivement tourmenté : les douleurs qui les précédaient et les accompagnaient, étaient beaucoup plus fortes que par le passé : de l'épigastre où elles commençaient, elles se propageaient jusqu'à l'hypogastre, où elles se terminaient : elles cessaient aussi-tôt après le vomissement, pendant la durée duquel le cours des déjections alvines était absolument suspendu : hors cette circonstance, le ventre était libre et les selles parfaitement naturelles.

(1) Fructidor an X, tome IV.

La

La pression exercée sur l'abdomen, et notamment sur la région épigastrique n'était point douloureuse, et ne donnait aucune notion certaine sur l'existence de l'obstruction au pylore que je soupçonnais cependant, quoique le malade fût dans la suite, pendant un assez long espace de tems, sans souffrir et sans vomir, et que pendant ce tems, il se livrât aux affaires de son commerce, et ne s'apperçût pas du plus léger trouble dans les fonctions digestives: d'ailleurs, si on en excepte les douleurs, le vomissement, et l'existence d'une boule qui semblait rouler dans l'estomac, lorsqu'il se couchait sur l'un ou l'autre côté, il n'offrait point d'autres signes essentiels de squirre au pylore, faciles à saisir et à reconnaître, depuis que le citoyen *Corvizart*, par l'exactitude de ses recherches....
....

La première fois que je fus appelé chez le citoyen Fr...., j'eus recours aux moyens adoucissans, aux anti-spasmodiques, aux calmans, qui furent sans effet. L'émétique filé dans le petit-lait, dans l'eau de veau, les lavemens purgatifs et carminatifs eurent plus de succès; l'usage continué de ces moyens rétablit en très-peu de tems l'ordre dans les fonctions digestives: le vomissement se supprima et les douleurs cessèrent.

Pour satisfaire à l'indication que semblait présenter une sorte d'intermittence, observée depuis long-tems par le malade et par moi, entre les vomissemens et leurs paroxysmes, je risquai quelques doses de quinquina, purement comme specifique ; mais son effet fut nul, et je le cessai pour m'en tenir aux moyens qui m'avaient déjà réussi. Le calme fut d'assez longue durée ; le malade vécut de régime, et se trouva bien du lait qu'il prit pendant trois mois, soir et matin.

L'année suivante, vers le milieu de germinal an 7, le cit. Fr. me fit rappeler : sa position me parut beaucoup plus triste; son visage entièrement décoloré annonçait ses souffrances et son découragement; son corps était déjà émacié; les douleurs se concentraient davantage dans l'épigastre, qui n'était pas cependant douloureux au toucher : depuis le traitement que je lui avais fait subir, il me déclara qu'il avait traîné assez doucement jusqu'en frimaire, environ quatre à cinq mois, sans souffrir ni vomir...... mais depuis frimaire, le vomissement avait lieu tous les jours, huit à dix heures après le dîner : aussitôt après, les douleurs se calmaient, et le malade dormait d'un très-bon sommeil : il rendait ordinairement de l'eau et de la bile, mais jamais d'alimens (1) : la salive était très-épaisse,

(1) J'ai observé la même chose chez une dame qui m'a consulté il y a quelque tems, pour une maladie que je soupçonne être un squirre ulcéré de l'estomac : elle vomit une heure après avoir déjeûné ou dîné, et ne rend jamais que des matières glaireuses. (*Note de l'Éditeur*).

et les rapports âcres et amers. Depuis qu'il vomissait ainsi, presque tous les jours il s'appercevait d'une extrême rareté dans les urines, au point qu'il se plaignait de ne plus uriner, quelqu'abondantes que fussent les boissons qu'il prenait.............

Le malade perdait chaque jour ses forces, et s'émaciait de plus en plus, malgré le régime analeptique et nourissant auquel je le tenais. Les vomissemens se rapprochant davantage, j'ajoutai la magnésie dans les potions calmantes, dans lesquelles sur quatre onces de véhicule, je substituai au laudanum liquide six à huit grains d'extrait gommeux d'opium. Les spasmes de l'estomac se calmèrent pour un tems; les vomisseme s s'arrêtèrent pour quelques jours, mais les douleurs subsistèrent, et le vomissement reparut et continua malgré l'usage des mêmes moyens, jusqu'au 28 floréal suivant qu'il se supprima, et ne put même être provoqué par une dose assez forte d'ipecacuanha, conseillée par un ami présent à l'exclamation subite que fit le malade sur les dix heures du soir, en demandant la mort ou du secours, et en cherchant mais inutilement à se faire vomir. Je fus demandé à minuit : je n'avais pas vu le cit. Fr. depuis deux jours; je le trouvai bien changé ; il paraissait être en proie aux déchiremens les plus atroces, quoiqu'il les supportât avec le calme de la résignation: il me demandait du secours très-promptement, et me désignait le lieu de ses douleurs, l'épigastre; j'essayai d'y faire quelques

2..

frictions : à peine avais-je passé la main sur la région de l'estomac, qu'il me pria de la retirer, parce que j'exaspérais ses maux. Je lui fis boire quelques tasses d'eau légèrement sucrée, afin de faciliter les effets de l'ipecacuanha, mais ce fut en vain : il s'étonnait lui-même de ne plus pouvoir vomir et de ne pas sentir au moins le besoin de vider son estomac. Malgré l'état de faiblesse dans lequel il était, il eut encore le courage de prendre lui-même deux lavemens anodins ; au second la respiration devint plus gênée, et les forces manquèrent tout-à-fait. A cinq heures du matin l'assoupissement provoqué par une potion huileuse et anodine, amena du calme qui se prolongea jusqu'à midi, que les douleurs s'exaspérèrent. Le malade était couché sur le côté droit, dans une situation courbée qu'il n'osa quitter, et qu'il garda jusqu'à quatre heures du soir qu'il expira. Pendant les deux dernières heures de cette cruelle agonie, le cit. Fr.... parut éprouver un calme réel, qu'il m'assura être l'effet de la certitude satisfaisante dans laquelle il était, que les maux qu'il endurait depuis si long-tems touchaient enfin à leur dernier terme, car depuis dix ans il vivait pour ainsi dire dans la douleur..........
....

L'ouverture du cadavre a été faite après la mort par le cit. *Petit* chirurgien, et le cit. *Lerminin* médecin, qui voulut bien se réunir à nous.

L'abdomen était beaucoup plus élevé qu'il n'avait

jamais été, car pendant la vie il fut constamment déprimé.......... L'épiploon était fort émacié, mais il flottait librement; les intestins très-décolorés, étaient enduits à leur surface d'une sorte de purée grisâtre, absolument analogue quant à la couleur à une dissolution trouble d'ipecacuanha par l'eau.

Une grande quantité d'eau était épanchée dans l'abdomen; mais cette eau nous étonna beaucoup par l'aspect huileux qu'elle présentait : le foie nous parut enduit de la même purée que les intestins, ainsi que les reins : du reste ces viscères étaient sains. L'estomac était très-décoloré, mais nullement augmenté dans son volume; à sa face antérieure et à un pouce à-peu-près de sa petite courbure, et à deux pouces de l'orifice du pylore nous observâmes une ouverture large de deux à trois lignes, et plus longue dont les bords étaient sphacélés, livides et rougeâtres. Cette ouverture nous explique l'épanchement de l'eau trouvée en grande quantité dans l'abdomen, et que nous reconnûmes pour être l'eau des boissons......

On se rappellera que le cit. Fr., dans les derniers momens de sa vie, se plaignait de ne pouvoir plus vomir, et de ne pas sentir au moins le besoin de vider son estomac, qui de fait était entièrement vide.

L'orifice du pylore était absolument libre, et permettait l'introduction du petit doigt; mais les membranes de cette partie par leur épaississement, leur callosité et leur consistance graisseuse, offraient une tumeur très-irrégulière, qui occupait tout le pourtour du pylore, et s'étendait antérieurement au-delà de l'ouverture dont il vient d'être parlé. Cette tumeur ouverte présentait à l'œil et au toucher une substance très-blanche, adipeuse et semblable à du lard.

Il y avait adhérence très-intime dans quelques portions du lobe droit du poumon, et épanchement au moins apparent dans l'autre cavité de la poitrine; car tout porte à croire que l'eau roussâtre trouvée dans cette cavité, s'y est introduite par une ouverture faite par inadvertence au diaphragme, en détachant l'estomac et le foie.

Le bruit que le coup de scalpel a fait entendre annonçait plutôt la présence de l'air que celle d'un liquide; d'ailleurs le cit. Fr. pendant sa vie ne s'est jamais plaint de la poitrine : le sang mêlé avec cette eau ne nous a pas permis de reconnaître si elle était la même que celle épanchée en grande quantité dans l'abdomen. Le lobe gauche du poumon était plus livide que dans l'état naturel...... Le cœur était plus volumineux, mais sain.....

HUITIÈME OBSERVATION,

Par Rodolphe Jacob Camerarius (1).

Une jeune fille de quinze ans s'étant couchée

---

(1) Éph. Nat. Cur., tom. III, obs. XLIII, pag. 62, édit. Noriberg.

vers dix heures du soir, se plaignit aussitôt de douleurs énormes dans le bas-ventre : ces douleurs augmentant avec une grande promptitude, la malade se tourmentait horriblement, se tournait de tous côtés sans pouvoir garder aucune position ; mais bientôt son ventre fut tellement augmenté de volume, qu'il l'empêcha de faire aucun mouvement et la fixa pour ainsi dire dans son lit. Le chirurgien qui fut appelé dans la nuit, employa les linimens à l'extérieur, couvrit le ventre avec des sachets, fit donner des lavemens, prendre des juleps avec la thériaque, et le tout sans succès : quoique la malade vomît de la pituite et que le ventre fût libre, on ne découvrit point de sang dans les excrétions. L'énorme distention de l'abdomen forçait la malade de prendre les lavemens debout : elle ne pouvait par la même raison s'asseoir, ni se soulever sur son lit ; cependant on sentait les parois abdominales s'élever sensiblement sous la main, et le gonflement qui s'étendait jusqu'au milieu du cou, ne laissait parler la malade qu'avec beaucoup de peine : le poids des couvertures était insupportable ; cependant, au milieu des cris que lui arrachait le redoublement des douleurs, cette malheureuse fille priait Dieu, et conserva jusqu'à la fin sa présence d'esprit : on n'observa ni faiblesse, ni délire, ni convulsions ; mais ne pouvant résister davantage à la violence du mal, elle expira entre sept et huit heures du matin, un moment après qu'elle eut demandé à boire : elle paraissait rendre dans ce moment quelques gorgées de sa boisson.

La cause de cette mort n'étant pas connue, il me semble à propos de dire quelque chose de la disposition où se trouvait la malade, et d'indiquer autant que possible les circonstances qui peuvent avoir rapport à ce triste événement.

Cette jeune fille était mince sans être petite; quoiqu'un peu pâle et délicate, elle paraissait saine d'ailleurs : élevée dans la maison paternelle, elle s'occupait des soins du ménage, et ne s'était jamais livrée aux travaux champêtres; elle était sujette aux borborygmes, lorsqu'elle avait mangé des alimens de difficile digestion; ses règles n'avaient pas encore paru, quoique sa mère eût été réglée à treize ans : elle n'avait pas souffert de tout le jour où elle tomba malade, ni commis aucun excès dans le régime; et dans le moment de l'accident ou même après, on ne se rappella pas qu'elle eût rien mangé de nuisible. On sut seulement, qu'elle avait acheté dans la journée des prunes de damas avec sa jeune sœur, et qu'elle en avait eu dix-huit pour sa part, qu'elle avait mangées successivement.

. . . .

Mais sa sœur ne ressentit aucune douleur, pourquoi donc en éprouva-t-elle de si cruelles? on ne peut croire que ce fut parce que ces prunes n'étaient pas assez mûres. Avaient-elles été pénétrées sur l'arbre par quelque rosée malfaisante, ou par le venin de quelqu'insecte? ou bien la marchande qui les avait vendues sur la place publique les avait-elle empoisonnées à dessein? On n'a sur tout cela que des soupçons : ce qui est certain, c'est qu'elle n'est pas morte pour en avoir mangé avec excès, ni avec les symptômes d'un choléra. Doit-on rapporter, comme une chose digne d'attention, ce que les assistans ont raconté; que la malade, dès les premiers momens, avait assuré qu'elle ne sortirait pas de son lit? Comment a-t-elle deviné cela? Est-ce la violence des douleurs qui le ui a fait dire? Quand et comment a-t-elle pu être i bien instruite?

Les deux chirurgiens qui firent l'ouverture de e ventre si énormément distendu et livide, virent vec surprise, sortir avec une impétuosité capable 'éteindre une lumière, une grande quantité de uides gazeux; il ne s'en exhalait pas une odeur tercorale ou putride, mais âcre, comme douceâtre t nauséabonde : le ventre s'applatit, dès que le uide fut échappé : l'intérieur de cette cavité conenait une mesure à-peu-près d'un liquide brun, oux, tirant sur le noir, où nageaient quelques ellicules de prunes......

Les intestins étaient plutôt affaissés sur euxnêmes que distendus; on n'y trouva point de ers; et ils ne paraissaient pas plus rouges qu'ils ne devaient être : le foie était un peu plus gros que ans l'état naturel; la rate beaucoup plus volumineuse et gonflée, soit qu'elle se fût ressentie du voisinage de la lésion, ou qu'elle y eût quelque disposition antérieure : le ventricule était perforé du côté gauche, dans la partie qui répond à la rate ; l'intérieur de ce viscère parut rouge, lorsqu'on eut enlevé un mucus brunâtre dont il était enduit ; il contenait à-peu-près une demi-livre d'un liquide semblable à celui qui avait été observé dans l'abdomen, sans aucun noyau. Ce trou, par où on aurait pu introduire le petit doigt, était l'unique source par où cette quantité considérable de gaz et de liquide s'était épanchée dans l'abdomen. Questionnés sur leur manière de voir, c'est-à-dire s'ils pensaient que ce trou eût été fait par la rupture des membranes de l'estomac, ou par érosion, les chirurgiens répondirent qu'ils étaient plutôt de ce dernier avis.

NEUVIEME OBSERVATION,

Rédigée par l'Auteur (1).

C'est encore une semblable lésion qui a causé la mort de M. *d'Arcet*. Ce chimiste célèbre était âgé de soixante et quelques années, d'une constitution forte et robuste en apparence ; il se plai-

---

(1) Ce sont les professeurs *Lassus* et *Chaussier* qui m'ont communiqué la plus grande partie de ces détails, avec la complaisance et l'honnêteté qui leur sont si naturelles.

gnait cependant depuis long-tems de maux d'estomac et de lassitudes dans les membres : il avait des digestions laborieuses, lorsqu'il mangeait un peu plus qu'à l'ordinaire : Depuis deux jours surtout, il se sentait mal à son aise, lorsque le soir, en rentrant chez lui, il ressentit tout-à-coup une douleur atroce à l'épigastre ; au même instant il se plia en deux, soutint son ventre avec ses mains, et fit en même tems quelques efforts pour vomir. Les parois abdominales étaient fortement contractées et rapprochées du rachis ; et le malade éprouvait des douleurs si affreuses, qu'il sentit bien qu'il n'y résisterait pas long-tems. Il prit sans le moindre soulagement de l'opium, de l'éther, et divers autres remèdes. Il mourut dans la soirée du jour suivant, après avoir enduré les tourmens les plus affreux.

Autopsie cadavérique. En ouvrant l'abdomen, il s'échappa quelques gaz dont on ignore la nature : on découvrit ensuite dans cette cavité, une certaine quantité de liquide épanché, provenant des potions que le malade avait prises. En commençant les recherches par l'estomac, on découvrit vers le milieu de sa grande courbure, un trou grand comme une lentille, environné de quelques autres beaucoup plus petits : dans l'intérieur de ce viscère ces trous correspondaient à un ulcère de deux centimètres de diamètre à-peu-près, dont les bords durs et calleux formaient une espèce de bourrelet : dans le milieu de cet ulcère, les tuniques villeuses et musculeuses étaient rongées jusqu'à la péritonéale qui se trouvait percée, comme je viens de le dire. A deux pouces de ce premier ulcère, on en voyait un autre de la même grandeur, où les membranes étaient déjà corrodées, mais pas encore trouées comme dans le premier ; les autres viscères n'offrirent rien de particulier.

Je pourrais citer un plus grand nombre de faits, mais mon intention étant moins de rassembler des observations d'estomacs perforés, que de faire ressortir les symptômes qui caractérisent ces lésions, j'ai dû être réservé dans mon choix, et laisser de côté tout ce qui ne tendait pas directement au but que je me proposais. Je n'ai pas parlé des cas où la rupture de l'estomac a eu lieu à la suite d'une inflammation terminée par gangrène, comme dans l'observation dont l'épouse du médecin *Sauveur* fait le sujet (1), ou quelques autres de la même espèce ; parce que dans l'état déplorable où le malade est alors réduit, il serait extrêmement difficile, pour ne pas dire impossible, de reconnaître ce surcroît de mal : d'ailleurs, si l'inflammation et sa terminaison ont été bien connues, il est inutile de chercher d'autres causes de la mort : la perforation, ou mieux la dissolution de l'estomac, qui s'opère dans

---

(1) *Vid.* Obs. XIII.

ces circonstances, est un accident de peu d'importance quant au prognostic, qui reste toujours le même.

Il est donc évident qu'il ne s'agit, dans ce mémoire, que des perforations spontanées qui ont lieu chez des sujets bien portans en apparence, ou au moins chez des sujets dont la maladie étrangère à celle qui nous occupe, n'est pas par elle-même une cause suffisante de mort.

Mon but étant, je crois, suffisamment désigné, ce qu'il importait de faire avant d'aller plus loin; je reviens maintenant à la question qui a été proposée plus haut, et aux observations que j'ai produites pour en donner la solution; or ces faits montrent évidemment, que, dans cette maladie, comme dans beaucoup d'autres, quelques symptômes déterminés ne sont pas constamment liés à la même cause, mais qu'ils varient suivant l'âge, le tempérament, le mode de la lésion, l'endroit de l'organe où elle a lieu, et sur-tout suivant l'état des forces au moment de l'accident.

Dans la première observation, on voit un homme d'un tempérament nerveux, dont les forces n'ont encore subi aucune altération, où le trou de l'estomac est très-petit, éprouver les contractions les plus violentes dans les muscles de l'abdomen et dans tous les membres : ce symptôme remarquable se retrouve dans la dernière avec les mêmes dispositions; si la fille dont parle mon père a eu réellement l'estomac perforé, comme tout porte à le croire, elle en offre un troisième exemple, et ce n'est pas le dernier, comme on le verra par la suite.

Dans la troisième, au contraire, une femme épuisée par de longues douleurs, les efforts d'un vomissement habituel, surprise au milieu d'une digestion pénible, par une rupture considérable, tombe dans l'instant sur les degrés d'un escalier, et ne présente d'autres symptômes que ceux d'une faiblesse mortelle.

Dans la huitième, on observe un gonflement prodigieux, peut-être unique de tout l'abdomen, et l'emphysème des parties supérieures, sans qu'on sache ce qui a pu donner lieu au dégagement d'une si grande quantité de gaz.

La sixième prouve enfin que la même cause peut occasionner des convulsions chez les enfans.

Cependant malgré ces différences, on remarque chez presque tous ces malades, des symptômes communs et caractéristiques; premièrement la douleur n'a pas augmenté par degrés, mais s'est fait sentir instantanément dans toute sa violence; cette douleur, comme je l'ai déjà fait observer, n'est pas très-considérable, mais énorme, atroce; il semble que les observateurs n'aient pu trouver d'expression assez forte pour en donner l'idée; presque tous les malades ont eu le sentiment intime et bien étonnant de leur mort prochaine;

presque tous ont eu des envies de vomir, ou ont vomi quelques gorgées au moment de l'accident; aucun n'a éprouvé des vomissemens considérables ou continus, ce qui peut servir à faire distinguer la lésion dont je parle, des empoisonnemens, du choléra, et de quelques autres maladies, avec lesquelles elle a d'ailleurs de l'analogie : lorsqu'on a pu s'assurer de l'état du pouls, on l'a toujours trouvé petit, vîte ou extraordinairement faible, enfin d'un très-mauvais caractère; circonstance à noter, puisque dans des accidens très-fâcheux en apparence, c'est le bon état du pouls qui rassure le médecin. Il est encore une dernière observation qui a rapport à l'aspect du cadavre; c'est qu'après la mort, le ventre qui auparavant était rentré en dedans, s'est alors gonflé sensiblement.

De ces observations, et des conséquences que j'en ai naturellement tirées, je ne veux pas conclure, comme on s'y attend peut-être, qu'il soit très-facile maintenant de reconnaître l'existence des perforations spontanées, sous quelqu'aspect qu'elles se présentent; je suis même persuadé du contraire, car si la rupture a lieu avant qu'on ait observé quelque maladie organique de l'estomac; si elle n'excite que des symptômes communs à un grand nombre d'affections, comme dans l'observation rapportée par M. *Balme*, il me paraît impossible de la reconnaître : mais si elle se manifeste comme dans le plus grand nombre des cas que j'ai cités, par des symptômes extraordinaires, qui n'appartiennent proprement à aucune maladie connue, l'analogie sera alors d'un grand secours; et le diagnostic de cette lésion n'est pas au-dessus de l'esprit humain, comme plusieurs médecins en sont persuadés. Tyson nous en a donné la preuve; ce praticien qui avait déjà vu deux cas analogues à ceux dont il est question, appellé une troisième fois en consultation avec un autre médecin, reconnut la perforation de l'estomac, et l'annonça avant la mort du malade : l'ouverture du cadavre justifia son pronostic (1). Un parent de M. *d'Arcet*, racontant à mon père la fin malheureuse de ce chimiste célèbre, mon père en devina aussi-tôt la cause et dit : *Je suis persuadé que l'on trouva l'estomac perforé.* Moi-même en lisant l'observation dont l'amiral Vassenaer fait le sujet, je reconnus la lésion avant d'être parvenu à l'autopsie cadavérique (2); je ne devinai pas, à la vérité, que l'épanchement s'était fait dans la cavité de la poitrine, mais je

---

(1) Il est à regretter que nous soyons privés de ces observations; l'auteur en fait seulement mention, à l'occasion d'une perforation semblable à celles dont il s'agit, qu'il découvrit à l'estomac d'un marsupier d'Amérique, *marsupialis Americani*, dont il faisait la dissection. (*Voy. acta erudit. Lips. Suppl. I*, *tom. III*, *sect. IV*, *pag.* 140.

(2) *Je croyais que la déchirure était à l'orifice cardiaque, tandis qu'elle se trouvait deux pouces plus haut.*

saisis

saisis le caractère de la maladie; le lieu de l'épanchement ne faisant qu'une variété: en général, si dans l'instant que des symptomes extraordinaires s'offrent à un observateur attentif, qu'il est occupé à examiner, à comparer, à réfléchir, qu'il passe en revue toutes les maladies qui lui semblent avoir quelques rapports avec l'état du malade qu'il a sous les yeux; si dans cet instant-là, dis-je, la possibilité du fait supposé se présente à son esprit; cette idée est un trait de lumière qui l'éclaire rapidement; toutes les connaissances qu'il a acquises sur ce sujet se retracent au même moment dans sa mémoire; il est frappé d'une foule de particularités qui lui avaient échappé auparavant, et qui le confirment de plus en plus dans son opinion: en outre si la catastrophe arrive à la suite d'un squirre ou d'un ulcère de l'estomac suffisamment reconnu (1),

(1) Pour reconnaître une lésion organique de l'estomac, il n'est pas nécessaire que l'on sente une tumeur à travers les parois abdominales, ni que le malade soit tourmenté par des vomissemens continuels, et qu'il tombe dans le dernier degré de marasme: une réunion de symptômes: bien moins prononcés peut rendre cette lésion sensible, l'observation suivante offre l'exemple d'un cas anologue, où je crois avoir saisi le caractère de l'affection dont il s'agit lorsqu'il avait été méconnu par tous les médecins que le malade avait consultés avant moi. Il est vrai que ce malade étant naturellement plus occupé des sensations diverses qui l'avaient affecté, que de la cause qui avait pu les produire,

cette circonstance donne au diagnostic le plus haut degré de probabilité. Cette observation me rappelle

---

ses recits se ressentaient de la disposition de son esprit, et qu'il détournait l'attention des médecins de l'objet principal, en voulant toujours la fixer sur des phénomènes accessoires.

Un officier agé de quarante ans, d'une constitution appellée généralement pituiteuse, fit d'abord plusieurs campagnes activement, et fut ensuite employé à l'état-major de l'armée d'Italie. Il travailla pendant plus de deux mois avec une grande assiduité, ne se plaçant pas directement devant son bureau; mais se penchant sur le côté gauche, et se tenant très-courbé, parce qu'il est d'une haute taille et qu'il a la vue basse : dans le même tems il se mit à fumer cinq à six pipes par jour; et trois jours avant l'invasion de la maladie, il fit quelques excès avec une femme qui lui fit boire des liqueurs fortes : le jour même, il se faisait accommoder, lorsqu'il éprouva une résolution subite de forces, qui lui fit jeter un cri et lui causa une grande frayeur : il rendit presqu'aussi-tôt quelques gouttes de sang par la bouche et les narines, et sentit dans tout son corps des tremblemens et des mouvemens tels qu'en auraient produit des bulles d'air, qui de l'épaule gauche seraient descendues vers les reins, et de là le long de la cuisse du même côté. Après s'être un peu remis, cet officier s'habilla, et se rendit à l'état-major où il but un verre de vin qui lui fit encore venir du sang dans la bouche; quelques instans après ses jambes s'engourdirent, il éprouva une grande difficulté de respirer, et un sentiment de faiblesse entre la septième et la huitième côte, en comptant du haut en bas; on le ramena chez lui où il se mit au lit; il dormit assez bien la nuit suivante, et se reveilla le lendemain avec une migraine affreuse; cette migraine se un fait très-intéressant qui mérite sous plusieurs rapports de trouver place ici.

---

dissipa, mais pendant trois mois environ que le malade resta encore en Italie il fut toujours très-souffrant; c'était une faiblesse extrême, une douleur dans l'épaule gauche, des fremissemens dans tous les muscles. Les boissons semblaient tomber de toute leur pesanteur dans l'estomac, les digestions se faisaient mal, et le malade devint très-maigre. Il consulta à cette époque un médecin du quartier-général, qui lui dit qu'il était attaqué d'une maladie nerveuse et compliquée; on lui fit prendre un purgatif qui eut mille peine à entrer dans l'estomac et faillit le faire périr. Au printems de l'année dernière, le malade revint dans sa famille, toujours souffrant, toujours inquiet, mais moins qu'en Italie. Il passa l'été suivant à Paris, où il consulta plusieurs médecins, qui lui confirmèrent que sa maladie était nerveuse. Il prit alors quelques stomachiques spiritueux qui lui firent plus de mal que de bien. L'hiver lui fut très-contraire. Au printems de cette année, il fut aux eaux de Bain; il se mit à l'usage du lait, et s'est très-bien trouvé de ce régime. Il est sensiblement mieux dans ce moment, mais il n'est pas guéri; ces tremblemens dans les membres, cette douleur dans l'épaule gauche, cette faiblesse entre la septième et la huitième côte, se font encore sentir par intervalles: en plaçant l'oreille sur la région de l'estomac tandis que le malade boit, on entend que les boissons n'entrent dans l'estomac, qu'après avoir vaincu un obstacle: j'ai observé de plus le battement d'une artère qui s'est développée dans les environs du cartilage xiphoïde, le pouls est dans l'état naturel, mais le malade est habituellement resserré, et éprouve la plupart des symptômes de l'hypocondrie................

Si on a jugé que cette maladie était nerveuse, c'est qu'on

DIXIEME OBSERVATION.

Rédigée par l'Auteur.

Un homme de trente-neuf à quarante ans, d'un tempérament bilieux, entra à l'hôpital de la Charité sur la fin du mois de vendémiaire de l'an 11. Cet homme paraissait très-morose, et portait sur tous ses traits l'empreinte de la douleur : il raconta qu'il avait été soldat dans sa jeunesse, et, qu'un soir étant en faction dans un cimetière, l'apparition de plusieurs fantômes l'avait glacé d'effroi : que peu de tems après il avait été attaqué d'une fièvre quarte, qui avait duré onze mois, puis d'une fièvre tierce qui avait presque succédé à la première, et avait duré trois mois ; qu'il avait encore éprouvé plusieurs rechûtes, mais qu'enfin il s'était assez bien rétabli, et avait de nouveau porté les armes au commencement de la révolution : il ajouta, que huit mois avant son entrée à l'hôpital, il avait eu pendant cinq semaines une fièvre presque continue, avec des maux de tête violens, et une douleur fixe à la

---

n'avait pas fait attention aux phénomènes principaux, et sur-tout à l'invasion. Mais il me semble que l'ordre dans lequel j'ai rétabli les faits, et exposé les symptômes, ne permet pas de douter que ce ne soit une lésion de l'orifice œsophagien de l'estomac.........

région épigastrique ; qu'après ce tems, cette douleur avait considérablement diminué, mais jamais entièrement cessé.

Enfin, le 16 vendémiaire, après avoir bu un verre de vin, il sentit tout-à-coup dans l'estomac, un picotement qui se propagea le long de l'œsophage, et le fit s'écrier qu'il était mort : au même instant le sang lui sortit par la bouche en grande abondance ; le soir il en vomit encore une asssez grande quantité, et eut une longue faiblesse ; ce sang était d'une couleur vermeille. Le jour suivant il eut des selles spontanées de matières noires sanguines ; le 21 il eut encore des envies de vomir, mais il ne vomit pas : depuis ce tems il souffrait cruellement de la tête et de l'estomac ; il y avait des jours où ces deux espèces de douleurs alternaient, et d'autres où elles se réunissaient pour augmenter ses souffrances. La céphalalgie occupait tantôt le devant, tantôt le derrière de la tête : la région de l'estomac était souvent gonflée ; le malade n'avait point d'appétit, et ne mangeait que pour se soutenir ; il avait assez fréquemment des selles séreuses ; il était en outre tourmenté par une toux continuelle que rien ne put calmer. Les remèdes qui lui furent administrés n'apportèrent aucun changement favorable dans son état. On lui appliqua entre les deux épaules, un vésicatoire qui développa une grande sensibilité dans cette partie, sans diminuer la douleur principale. L'application des sangsues sur la région de l'estomac a été la seule chose dont il ait éprouvé un soulagement momentané : on avait employé ce moyen avant l'entrée du malade à la Charité ; on y eut encore recours pendant son séjour dans l'hospice. Cependant les choses restèrent à-peu-près dans le même état jusqu'au 8 nivose, où le malade prit une médecine qui fit un effet ordinaire : le même jour ayant mangé une petite soupe entre midi et une heure, il eut des nausées, vomit de la bile et un gros caillot de sang : le vomissement se renouvela par intervalles jusqu'à huit heures du soir, mais il ne parut plus de sang ; le même soir les selles furent sanguinolentes : le 9 et le 10 les douleurs parurent avoir acquis plus d'intensité ; j'observai alors un gonflement œdémateux qui occupait tout l'hypocondre gauche : le malade se plaignait en même-tems d'une oppression considérable ; le 11 il y eut un peu de fièvre ; le 12 le malade n'était pas plus mal, mais il mourut subitement dans la nuit (1).

---

(1) Il n'est pas à croire que ce soit la purgation qui ait avancé la fin de ce malade, puisqu'il n'est mort quequatre jours après l'avoir prise ; cependant il est certain que les purgations sont très-dangereuses dans ces circonstances : dès qu'on a le moindre soupçon qu'il existe un ulcère dans l'estomac ; il faut s'abstenir de ce remède, ou dans le cas

Autopsie. Les parois abdominales ayant été incisés selon la manière odinaire, on ouvrit du côté de la grande courbure, l'estomac qui était intact dans cet endroit; mais en introduisant le doigt du côté de l'ouverture cardiaque, on le fit pénétrer dans la cavité du bas-ventre; et un examen plus exact fit reconnaître qu'à un pouce environ du cardia, du côté de la grande courbure, les membranes de l'estomac étaient rongées par un ulcère, que la portion correspondante du diaphragme était détruite, de sorte que les bords de l'ulcère adhéraient en haut avec le poumon, et en bas avec la rate: ces bords étaient noirs et découpés, et une portion qui s'était détachée de ses adhérences avec la rate, avait pro-

---

de nécessité, ce qui doit être rare, ne faire usage que des évacuans les plus doux, tels que le petit-lait, ou des bouillons d'herbes avec quelques sels: on a vu ces sortes de malades mourir pendant l'effet d'une médecine.

« J'ai appris de M. *Gervaise* (dit M. *Andry*), qu'ayant été appelé pour traiter une fille domestique qui mourut le jour d'une purgation, il en demanda l'ouverture. On trouva l'estomac entièrement cartilagineux; dans son fond il s'était fait une rupture, et la purgation ainsi que les boissons que l'on avait donné à la malade s'étaient épanchées dans le bas-ventre ».

(*Voy. Mem. de la Soc. de Méd.*, *an* 1776, *pag.* 260.)

Si l'on ne peut pas guérir, au moins ne faut-il pas avancer la mort.

3....

bablement formé le trou dont j'ai parlé. Une petite quantité d'humeur jaunâtre était répandue aux environs de l'ouverture ; mais il n'y avait point d'épanchement dans l'abdomen, tous les autres viscères étaient sains, si l'on n'excepte cependant cette partie de la rate qui répondait à l'ulcère. Dans la poitrine, il n'y avait également d'altéré que cette portion de la base du poumon gauche qui adhérait au ventricule. La cavité du crâne n'offrit rien de particulier (1).

Lorsque cet homme était en vie, chacun raisonnait à sa manière sur la maladie dont il était affecté ; quelques-uns soupçonnaient à la vérité une lésion organique de l'estomac ; mais cette mort subite déconcertait également tous les observateurs, car il avait été enlevé bien avant d'être parvenu à ce degré de marasme, dans lequel meurent

---

(1) Je dis n'offrit rien de particulier, parce que je ne regarde pas comme tel, le sang qui parut refluer de la base du crâne, lorsqu'on souleva les lobes antérieurs du cerveau : M. *Corvisart*, qui ne crut pas pouvoir décider alors si la perforation de l'estomac était l'unique cause d'une mort aussi prompte, prouva sans réplique, que l'écoulement de ce sang avait été déterminé par la position du cadavre : d'ailleurs les faits nombreux rapportés dans ce mémoire, doivent faire sentir l'inutilité de chercher une autre cause de la mort. *Je dois prévenir ici qu'il serait possible que la description anatomique que je viens de donner, ne fût pas de la plus grande exactitude, car je n'ai vu les parties qu'à quelques pieds de distance.*

ordinairement ces sortes de malades. Quant à moi qui n'avait suivi la maladie qu'à une période très-avancée, et qui ignorait la plupart des circonstances antécédentes, je penchais à croire que c'était une affection de la rate: le gonflement œdémateux que j'avais remarqué dans cettte région l'avant-veille de la mort, me confirmait encore dans ma pensée. Mais lorsqu'après la mort du malade, j'entendis lire le commencement de l'observation, tel à-peu-près que je viens de le rapporter, je fus frappé d'un trait de lumière: et lorsque M. *Corvisart* avant de porter le scalpel sur le cadavre, demanda: « Pourrions-nous dire » d'avance quel est l'organe affecté, et en sup- » posant que ce soit l'estomac, comme tout porte » à le croire, quelle espèce de lésion nous al- » lons découvrir? » Lors, dis-je, qu'il fit ces questions, j'étais persuadé que l'on trouverait l'estomac perforé.

Ce jugement paraîtra peut-être précipité à quelques personnes; car, si en lisant cette observation dans ce recueil, on devine sans peine qu'elle doit présenter un cas analogue à ceux qui font le sujet du mémoire; il n'en est pas de même lorsqu'on la considère isolément: on peut même dire qu'elle paraît avoir peu de rapport avec celles qui précèdent; cependant, ce sont ces mêmes observations et quelques autres que je rapporterai dans un instant, qui m'ont fait pressentir le résultat de cette dernière. Je dis, l'effet d'une terreur subite et violente, est de bouleverser, pour ainsi dire, les organes contenus dans l'épigastre : une commotion de cette nature est capable de changer le mélange des parties constituantes de l'estomac, ou le mode d'action de ce viscère ; de-là, peut-être, l'origine des fièvres intermittentes : les fièvres guérissent, mais l'organe reste faible ; une maladie aiguë se déclare quelque tems après : le malade se rétablit encore, mais il reste une douleur qui persiste, et me donne déjà des soupçons : les vomissemens de sang m'annoncent ensuite la rupture de quelque vaisseau et les progrès du mal ; enfin les symptômes consécutifs ne me laissent plus de doute sur l'existence d'un ulcère ou d'un squirre à l'estomac ; je suis bientôt témoin d'une catastrophe à laquelle je ne devais pas m'attendre, d'après le cours ordinaire et connu de cette maladie ; je sais d'un côté que la perforation de l'estomac peut faire périr subitement ; je ne vois de l'autre aucune cause connue de cette mort imprévue ; je suis donc fondé à la rapporter à la première.

J'avoue de bonne-foi que cette manière de raisonner n'est pas rigoureuse ; mais j'écris pour des médecins, et ils savent tous qu'il est souvent impossible de raisonner autrement.

Dans les observations que j'ai rapportées jusqu'ici, nous avons toujours vu les malades survivre depuis huit, jusqu'à vingt-quatre heures à la rupture de l'estomac; mais j'ai déjà fait pressentir, dans le paragraphe précédent, que j'en connaissais d'autres où la mort avait été beaucoup plus prompte, et quelques-unes même où elle était arrivée subitement.

ONZIEME OBSERVATION.

Rhodius rapporte (1), que l'on trouva l'estomac perforé chez un enfant qui mourut trois heures après avoir mangé du raisin avec excès.

DOUZIÈME OBSERVATION.

On lit dans les Ephémérides des Curieux de la Nature (2), qu'un jeune-homme de la campagne, âgé de trente ans environ, non-marié, qui avait la respiration difficile, des flatulences et d'autres incommodités de cette nature; qui avait pris, sans aucun effet salutaire, des remèdes d'un grand nombre d'empiriques, fut trouvé mort dans son lit, entre deux camarades avec lesquels il s'était couché la veille.

Son corps ayant été examiné juridiquement trois jours après, les intestins parurent enflammés.....

(1) Cent. 2, obs. 53, pag. 94.

(2) Tom. IX, pag. 16.

le fond de l'estomac, qui était aussi enflammé, présenta un trou de la largeur d'un demi-florin ; ce viscère n'était cependant pas entièrement vide.... on trouva dans le fond du petit bassin une livre de sang semblable à de la lavure de viande..... Je passe sous silence d'autres détails peu intéressans, d'après l'avis de l'auteur même, qui regarde le trou de l'estomac comme la seule lésion importante à laquelle on puisse attribuer cette mort subite.

Je lis à la suite de cette observation, que l'on trouve un cas semblable, dans la Jurisprudence médicale de Michel Albert (1).

On en trouve encore un quatrième exemple dans les Ephémérides des Curieux de la Nature (2) : l'auteur de l'observation ne conçoit pas, à la vérité, pourquoi la perforation de l'estomac aurait fait périr subitement le malade, n'y ayant point eu d'épanchement de pus, ni de sang vital ; mais ses raisonnemens ne font rien au fond de la chose ; heureusement l'observation est exacte, et il est facile de reconnaître la vérité.

Tous les faits que j'ai rapportés jusqu'ici, prouvent donc que la perforation de l'estomac donne la mort, ou subitement, ou en très-peu d'heures ;

(1) Pag. 268.

(2) Dec. II., an II, obs. LXXVI, pag. 185.

ainsi, ce point me paraissant suffisamment éclairci, je passe à une question non moins importante.

On demande, si un malade ne peut pas vivre plusieurs jours, s'il ne peut même pas traîner pendant plusieurs mois une vie languissante, après une lésion de cette nature ? Comme je me trouve sur ce point, d'un autre avis que des auteurs d'une grande réputation, il faut en venir à l'examen des faits.

Voici comme s'exprime *Morgagni* à ce sujet (1) .... « Non hîc eas memoro perforationes è quibus nihil defluere in ventrem poterat, vel quod agglutinatum ventriculo intestinum pertinerent......... Illas quoque prætereo in quibus effusio fuerit, an non fuerit, minimè lego, cùm effusione verò mortem aut citissimam conjunctam video; aut certè post paucos dies non raro subsequentem (2), si à morbi gravioris facti die, perforationis dies numeremus : velut in lectu satis digna observatione Clar. Baronii : qui tametsi octavo die mortem consecutam refert, admonet tamen, in summà anteriori ventriculi parte foramen fuisse, ut perdifficile fuerit potiones in ventrem effundi, nisi tandem interjecto tempore, et in quibusdam ægri motibus (3).

---

(1) De causis et sedibus morb., lib. III. epist. XXIX.

(2) Eph. N. E., cent. 3 et 5, obs. 120, et sepulcr., liv. III. sect. 8, obs. 14.

(3) Mémoire de l'Académie des Sciences, tom. I.

» Dixi autem, non raro propterea, quòd etiàm » extare quasdam scio perforati ventriculi observationes in quibus aut illud non liqueat (1) aut » etiam contrarium potiùs apparere videatur (2) ».

N'ayant pu me procurer l'édition des Ephémérides des Curieux de la Nature, que *Morgagni* avait sous les yeux, je ne puis rapporter l'observation de la première citation; mais je puis assurer avoir lu toutes les observations d'estomacs perforés contenues dans cet ouvrage, et n'en avoir remarqué aucune qui puisse faire soupçonner, que la mort ait tardé plusieurs jours après une lésion de cette espèce : d'ailleurs, en examinant avec attention les autres faits sur lesquels se fonde *Morgagni*, le lecteur familiarisé avec les symptômes propres à ces perforations, jugera si cet auteur a eu raison de penser ainsi, et si l'on doit faire dater la perforation de l'estomac, du jour où la maladie a paru empirer.

La seconde observation de cette première citation (*Voy.* n°. 2, p. 45.), est celle de l'épouse du médecin *Sauveur* dont j'ai déjà fait mention dans un autre endroit, mais qui devait trouver place ici.

TREIZIEME OBSERVATION.

Cette dame âgée de dix-huit ans, n'avait jamais

(1) Sepulcr. anat. Bonet., lib. III., sect. 21, obs 25.

(2) Eph. nat. cur. dec. III, an 9, obs. 96, et cent 1 et 2, obs. 151.

été réglée : plusieurs mois auparavant, elle avait été attaquée de la fièvre-quarte, et sa rate était habituellement très-volumineuse. Son ventre augmentant de volume, sans qu'elle se plaignît d'aucun mal, on doutait si elle n'était pas grosse : enfin le 20 octobre, elle ressentit une si grande douleur dans l'épaule gauche, qu'elle pouvait à peine se mouvoir. Elle avait de la fièvre, et souffrait considérablement des hypocondres, sur-tout du côté gauche. Elle vomissait de temps en temps, et rendait beaucoup de vents par le haut. Son ventre se gonfla considérablement, et la respiration devint tout-à-coup difficile ; elle grinçait des dents par intervalles, se plaignait de douleurs dans les lombes, avait une très-grande soif, et rejettait rarement ce qu'elle buvait. Le 29 le matin, elle tomba dans une grande prostration de forces, et mourut vers deux ou trois heures, ayant toujours conservé sa présence d'esprit.

En ouvrant le bas-ventre, il s'échappa une grande quantité de gaz très-fétides ; on découvrit ensuite beaucoup de sérosité entre le péritoine et les intestins : du côté gauche, on voyait surnager des gouttes d'huile que l'on soupçonna provenir des lavemens et des juleps que la malade avait pris : en examinant la chose de plus près, on trouva un trou vers le milieu du ventricule, dans son fond, à l'endroit où se réunissent les feuillets du péritoine. La tunique externe du ventricule, celle du foie, le ligament suspenseur de ce viscère étaient gangrénés ; l'estomac avait cependant conservé sa forme ; il était rempli d'une grande quantité de matière noire, qui avait beaucoup d'analogie avec l'humeur mélancolique : la veille de sa mort, la malade avait rendu par le bas un caillot de sang long de neuf pouces, mais ce fut le seul ; la rate était alors daus son état naturel.

J'observe premièrement, que l'histoire de cette maladie est trop inexacte pour en rien conclure de certain ; elle aurait dû être faite jour par jour ; car on ignore de cette manière, si tous les symptômes décrits se sont manifestés dès le premier moment, ou s'ils se sont déclarés successivement. Je ne serais pas très-éloigné de croire, par exemple, que le gonflement du ventre, et la difficulté de respirer qui survint tout-à-coup, furent produits par la rupture de l'estomac : mais à quelle période ces symptômes ont-ils paru ? D'un autre côté, quand je fais réflexion à la marche de l'inflammation, à l'absence de cette douleur énorme qui a constamment existé dans des circonstances semblables, je veux dire quand les malades conservaient encore quelque force, il me paraît très-probable qu'une péritonite semblable à celle dont il est question, ait occasionné le gonflement du ventre, la difficulté de respirer, etc., etc., et je me persuade de plus en plus, que la perforation n'a eu lieu, qu'au moment où est survenue

venue la résolution totale des forces, comme dans la troisième observation ; de sorte que la malade n'aurait survécu que quelques heures à cette lésion, et non pas plusieurs jours, comme le pense *Morgagni* ; ce qui fait une grande différence : s'il en est ainsi, cette observation est donc conforme à toutes celles qui précèdent : en voici d'ailleurs une autre à-peu-près semblable, qui pourra jeter quelque lumière sur celle-ci, et confirmer mon assertion.

QUATORZIÈME OBSERVATION,

Par M. ALLIAUD.

UN jeune-homme de vingt-six ans, d'un tempérament sanguin, ressentit le 21 février 1786, à la région épigastrique et lombaire gauche, une douleur si vive, qu'elle lui interdisait tout mouvement : la flexion du corps en avant était la situation dans laquelle il souffrait le plus..........

Comme le premier et le second jour se passèrent sans fièvre, le malade ne garda point le lit dans la première journée : les remèdes furent des lavemens et un bain : la nuit se passa sans repos : les douleurs augmentant, il garda le lit le second jour.....

Ce ne fut que le vingt-troisième jour de la maladie, quoiqu'il y eût beaucoup d'agitation, que la fièvre s'alluma..........

Le vingt-quatrième jour, la fièvre fut plus forte ; le ventre devint tendu et douloureux : à cette époque, on prit ces symptômes pour ceux d'une inflammation du bas-ventre ; cependant la saignée, qui fut répétée dans la journée, l'eau de veau, le petit-lait ne procurèrent aucun soulagement; on s'apperçut au contraire, que la fièvre avait des redoublemens bien marqués. Le jour suivant, la respiration devint plus difficile, on fit une troisième saignée : on donna avec les tisanes ordinaires une décoction de tamarin et de la casse en lavemens qui procurèrent des évacuations assez abondantes et bien digérées, les premières que le malade rendit depuis l'invasion de ces douleurs. On regarda cette détente comme favorable : cependant, le vingt-sixième, les douleurs augmentant toujours par degrés, le visage devint fort rouge, et les yeux étincelans ; le malade se tourmenta beaucoup. Le vingt-septième, la respiration ne se faisant que par des efforts très-grands, on crut être autorisé à faire dans le jour deux saignées du bras. Le soir, le délire survint; les douleurs, qui s'étaient presque toujours accrues, cessèrent presque subitement ; le ventre s'affaissa ; le pouls devint faible, intermittent ; l'habitude du corps se couvrit de sueurs, et le malade mourut dans la nuit du vingt-huitième au vingt-neuvième.

L'ouverture du cadavre montra l'estomac percé dans son cul-de-sac, près de son fond, sur la surface antérieure et supérieure ; la grandeur de ce trou était d'environ deux pouces et demi dans son diamètre ; la circonférence était extrêmement amincie, un peu dentelée et noire. Autant qu'on put en juger après la mort du malade, l'inflammation paraissait avoir été partielle ; les matières sorties de l'estomac par cette ouverture étaient couleur de lie de vin, en petite quantité, n'avaient que très-peu d'odeur, et étaient de nature acide : elles étaient restées autour de l'estomac, et ne s'étaient pas dispersées entre les intestins........ (*Voy. Mémoire de la Société de Medecine*, *an.* 1786.)..

Quel jour arriva la perforation? fut-ce le premier, le second, le vingt-troisième, le vingt-quatrième ou le vingt-sixième ? Nous n'avons observé jusques-là que les symptômes de l'inflammation ; et dans tous les cas où nous avons eu des données certaines sur le moment de la perforation, l'inflammatiou ne s'est jamais manifestée : ce n'est donc que le 27 au soir, lorsque l'abcès fut parvenu à maturité, que le délire survint, et que tout-à-coup les douleurs cessèrent ; or tout porte à croire que ce changement subit de scène a été produit par la rupture des parois de l'estomac.

Je passe maintenant à l'observation de *Baron*.

QUINZIEME OBSERVATION.

Un employé des vivres, âgé de quarante-cinq à cinquante ans, d'une constitution forte et vigoureuse, d'un tempérament bilieux, fut attaqué d'une douleur fixe dans la région épigastrique, accompagnée d'une pulsation fort incommode, ce qui l'obligea de se faire saigner deux fois : il ne cessa pas pour cela de prendre la nourriture ordinaire, ce qui fit, que bien loin d'être soulagé, il lui survint un vomissement de toutes les matières, tant solides que fluides qu'il prenait, avec cette circonstance, qu'il ne vomissait que deux ou trois heures après avoir pris quelque chose : ce nouvel accident l'inquiéta très-fort, et lui fit prendre le parti de se réduire au bouillon et à la tisane ; mais malgré cela le vomissement continuant toujours, il me fit prier le 31 mars de venir le voir : à cette époque il avait le pouls serré, mais il était sans fièvre : on lui fit une saignée du bras ; on lui fit avaler de l'huile d'amandes douces, le tout inutilement ; le lendemain on fit une nouvelle saignée, et le malade prit une potion calmante : on le mit à l'usage du petit-lait. Dès le même jour les vomissemens cessèrent, mais la douleur fixe et la pulsation à la region épigastrique continuèrent, et augmentèrent même tellement pendant la nuit du mardi 2 avril, que la fièvre qui n'avait pas encore paru jusqu'alors, se joignit aux autres accidens, et obligea d'avoir de nouveau recours à la saignée, et de la faire répéter le soir, ce qui n'empêcha pas que la douleur d'estomac et la fièvre n'augmentassent au point, que le malade ressentit des anxiétés considérables, et une violente douleur de tête, ce qu'il n'avait point encore éprouvé jusqu'à ce jour : il battit même la campagne pendant la nuit. Le mercredi 4 avril, je trouvai mon malade couché sur le côté gauche, le corps ployé en deux ; et il m'assura qu'il lui était impossible de prendre une autre position : la fièvre était très-vive, et la douleur de tête insupportable ; c'est pourquoi je ne balançai pas de faire une saignée de pied qui dissipa entièrement le mal de tête : cependant la fièvre et la douleur d'estomac persistaient toujours : on fit une saignée du bras dans le dessein de prévenir la suppuration qu'il y avait tout lieu d'appréhender ; le lendemain l'opiniâtreté des douleurs persistant dans toute sa force, sans que le malade parut avoir perdu des siennes, on lui fit deux saignées dans le jour. Le vendredi 5 avril, la fièvre étant très-modérée, et les douleurs diminuant, on passa un minoratif, qui entraîna beaucoup de matières bilieuses : le soir le malade eut beaucoup d'inquiétude ; il fut inquiet de ne pas voir le médecin : le lendemain 6 avril, on lui fit encore une saignée qui sembla le calmer ; mais vers les onze heures du soir, les accidens accoutumés redoublèrent, et furent aggravés par des syncopes, du délire, de l'assoupissement et des mouvemens convulsifs qui cessèrent le matin ; en sorte que le dimanche 7 avril, le malade souffrant moins de l'estomac, on lui fit prendre, dans l'intention de faire couler la bile, une potion purgative, qui opéra très-bien. Le malade se trouva fort bien tout le reste du jour, de sorte qu'il y avait lieu d'espérer sa guérison : mais ce calme trompeur fut suivi d'un orage des plus terribles ; la douleur d'estomac augmenta non-seulement à l'ordinaire, mais le vomissement qui avait cessé depuis cinq jours, se renouvella avec violence, et le malade rendit après de très-grands efforts, trois chopines environ de liquide rempli de caillots de sang, parmi lesquels étaient mêlées plusieurs concrétions charnues.

Le malade étant donc dans un grand état d'affaiblissement, on lui fit prendre de demi-heure en demi-heure, un verre de vin miellé, en attendant qu'on lui eût fait une infusion de vulnéraires suisses, dans l'intention de déterger la plaie, que l'abondance du sang qu'il avait rendu décélait s'être faite à l'intérieur. Parmi les substances rendues par le vomissement, les unes avaient, au premier coup-d'œil, toute l'apparence d'un morceau de foie, et les autres ressemblaient parfaitement bien à la tunique veloutée de l'estomac. Sur les deux heures de l'après-midi, le malade, ayant le pouls des plus misérables, rendit par le bas des matières noires, fétides et tenaces comme de la poix : la ressemblance qui fut trouvée entre les déjections, et le *morbus niger Hippocratis*, que cet oracle de la médecine a prononcé avec raison être absolument mortel, me fit avancer que le malade périrait indubitablement (1) : cependant le pouls se rani-

---

(1) Les vomissemens et les déjections par le bas de matières noires, que l'on appelle *melæna*, ne sont qu'un symptôme de maladies souvent très-différentes ; d'un squirre abcédé qui se perce dans l'estomac ; d'une hémorragie active ou passive des vaisseaux biliaires, de ceux de l'estomac ou des intestins. (*Voy. Reil Fieberlehre III*[te]. *B. S.* 140....) *Hippocrate* croyait que cette matière noire était toujours une bile très-âcre ; mais des observations plus récentes et l'analyse chimique n'ont pas justifié son opinion. (*Voy. Reil*, *l. c.*) Baron a condamné le malade dont il s'agit, sans avoir une idée très-claire de la nature du mal ; aussi verrons-nous plus bas que ce praticien *ne savait plus que penser*, lorsque le malade paraissait se rétablir : il ne l'avait pourtant condamné que sur la parole d'*Hippocrate* ! Mais comme nous sommes en possession depuis des siècles, de faire dire à ce médecin les choses les plus contradictoires, sans que sa réputation en souffre aucunement ; M. Baron aurait pu profiter du privilège, et porter un second jugement tout aussi fondé que le premier, car *Hippocrate*, après avoir décrit la maladie noire, ajoute : « Crapula et venere » abstineat (æger), et si venere utatur, jejunus foveatur, » et sole abstineat, neque multum exerceatur, neque » deambulet, calida non lavet, acria non edat neque salsa. » Quæ cum feceris, cum ætate etiam morbus fugit ; etiam- » si corpus ad senectutem comitetur. Si verò denigretur ; » ad mortem usque comitatur ». (*Voy. de morb. lib. II, sect. V.*) Pour prouver que le symptôme en question n'est pas essentiellement mortel, on pourrait ajouter à cette por-

ma, la douleur d'estomac ne l'incommoda presque plus, les selles de noires et fétides qu'elles étaient, reprirent peu-à-peu leur couleur naturelle : cet état dura jusqu'au 10 avril; alors le malade me demanda en grace de lui donner de quoi faciliter le vomissement, disant qu'il se sentait fort bien, et qu'il lui semblait que s'il pouvait vomir, il serait entièrement guéri; parce que rien ne l'incommodait plus que quelque chose qui demandait à sortir; ce sont les termes dont il se servait, en montrant la région épigastrique. Après avoir été long-tems indécis, je lui donnai trois grains d'émétique en trois verres (1); le malade ne vomit qu'au dernier verre, mais il ne rendit que de la bile très-verte et très-aigre. Le jour suivant, le

---

tion de l'autorité d'Hippocrate les observations de *Portal. Mém. tom. II, pag.* 139. *De Reil, l. c.* De *Tissot, de morb. nigr*...........

(1) Il a eu grand tort de céder au désir du malade; c'est un grand hasard que l'estomac ne se soit pas déchiré pendant l'effet du vomitif. En général, lorsqu'on soupçonne une lésion organique de ce viscère, il faut s'abstenir d'un remède dont les suites peuvent devenir si funestes. Lorsque le vomissement est produit par une irritation de cette nature, il ne se guérit pas par le vomissement; cet adage, soit dit en passant, a fait commettre de grandes fautes, et on peut le compter au nombre de ces règles dont les exceptions sont aussi nombreuses et peut-être plus nombreuses que les applications.

malade continua à mieux aller........ Le 12, il allait même si bien, que je lui fis prendre deux onces de manne dans du bouillon; ce mieux continua jusqu'au 14, de sorte que je ne savais plus que penser, et regardai la guérison comme possible. Le 14, le malade étant sans fièvre, et se sentant du besoin, la douleur d'estomac étant presque nulle, je lui permis un léger potage. Le soir du même jour, il était même assez tranquille, et dormit même jusqu'à deux heures après minuit: mais il fut réveillé par une colique des plus affreuses, dont l'atrocité des douleurs l'empêchait de trouver une bonne situation. Je me rendis chez lui vers les sept heures et demie du matin: on commença par me faire voir ce qu'il avait rendu parmi des selles fort bilieuses: c'était en apparence des filamens blanchâtres, que je lavai dans plusieurs eaux, et qui me parurent ensuite, dans une eau bien pure, comme les mailles d'un réseau. J'examinai ensuite mon malade que je trouvai dans les plus grandes souffrances; son pouls était dur et serré, son ventre tendu et douloureux. Il avait déjà avalé plusieurs onces d'huile d'amandes douces, mais sans aucun soulagement; on avait essayé, mais en vain, de lui faire prendre des lavemens adoucissans; il me pria de permettre qu'il fût saigné, et la vivacité des douleurs dont je le voyais misérablement tourmenté, jointe à la dureté du pouls, me fit consentir aisément à ce qu'il souhaitait si ardemment : on lui tira près de trois palettes de sang, ce qu'il supporta à merveille ; je lui ordonnai, outre cela, une potion calmante, mais rien ne put retarder les progrès du mal ; les douleurs reprirent bientôt après, et elles devinrent à la fin si cruelles, que le malade y succomba, et perdit la vie le 15 avril, à trois heures après-midi.

Autopsie cadavérique. A peine le chirurgien eut-il fait son incision cruciale, que l'on entendit le sifflement de l'air qui s'échappait, ce qui nous dénota qu'une enflure universelle que nous avions remarquée dans toute l'étendue du cadavre, et qui n'était survenue que depuis la mort, n'était autre chose qu'une emphysème.

L'incision ayant été dilatée, nous apperçûmes sur-le-champ que les viscères du bas-ventre baignaient dans un mélange d'huile, de bouillon et d'autres boissons que le malade avait pris, ce qui nous fit juger que l'estomac ou les intestins étaient percés. Tous les viscères nous parurent en bon état..........

Ayant soulevé le foie, nous apperçûmes l'estomac à découvert : il n'avait aucune adhérence particulière avec les parties voisines, et l'on ne voyait à l'extérieur aucun vestige d'inflammation ; il nous parut, au contraire, plus blanchâtre qu'il n'aurait dû l'être : mais ce qui nous frappa le plus, fut un trou inégalement circulaire de 6 à 7 lignes de diamètre, qui se faisait voir à la partie droite et antérieure de la petite courbure.....

L'estomac fendu, suivant le trajet de la grande courbure, n'offrit à l'intérieur aucune trace d'inflammation : nous remarquâmes que les parois avaient une blancheur qu'elles n'ont pas naturellement. La première chose que j'observai aux environs de l'ouverture, fut qu'elle était beaucoup plus grande en dedans qu'en dehors, et que cette différence allait à-peu-près aux deux tiers.....

En pinçant avec mes doigts le contour de l'ouverture, je m'apperçus que tout son circuit était dur, compact, et approchait de la nature du cartilage.........

Il s'agit maintenant d'expliquer en peu de mots, de quelle manière cette singulière maladie a pu être produite, et devenir mortelle. Pour cela, je crois nécessaire d'avertir avant tout, que le malade avait été attaqué, il y a deux ans, d'une maladie à-peu-près semblable, qui dura fort long-temps, et qui était accompagnée d'une constipation opiniâtre. Il y a donc grande apparence, que l'inflammation qui était alors dans l'estomac, se termina par induration, et que cette tumeur s'est enflammée de nouveau dans cette dernière maladie. Mais, dira-t-on, comment ce malade a-t-il pu survivre huit jours entiers après que l'estomac a été percé ? ....

Cette observation étant rédigée avec exactitude,

ne nous laisse pas dans le doute comme la précédente; en effet, on y suit, pour ainsi-dire à vue d'œil, les progrès du mal : on voit un squirre de l'estomac se former lentement, rester long-tems stationaire, s'enflammer, s'abcéder, et crever enfin dans l'intérieur de ce viscère le dimanche 7 avril. Depuis ce jour les douleurs diminuent, comme il arrive toujours après une évacuation de matières; le malade paraît beaucoup mieux; on le purge, il sent de l'appétit; mais l'abcès qui s'est formé entre les tuniques de l'estomac, a rongé les membranes dans une grande épaisseur; il ne reste plus que la tunique externe, qui à force d'être amincie se rompt enfin la dernière dans la nuit du 14; le malade éprouve alors des douleurs atroces, son ventre devient tendu et douloureux; les moyens dont on avait fait usage avec succès dans les crises précédentes ne produisent aucun soulagement, les douleurs vont en augmentant jusqu'à ce qu'il succombe sous leur énormité, ce qui a lieu le 15, entre deux et trois heures de l'après-midi, c'est-à-dire douze heures, et non pas huit jours, après que l'estomac eut été percé.

Mais *Morgagni* ne pensait pas seulement que le malade put survivre huit jours entiers; car il ajoute. — « Dixi autem non raró propterea, quòd » etiam extare quasdam scio perforati ventriculi » observationes in quibus aut illud non liqueat, » aut contrarium potiùs apparere videatur ». Cet auteur a raison de dire pour le premier cas, *in quibus non liqueat;* car rien n'est plus insignifiant que cette observation tirée du *Sepulcretum* de Bonnet (1); la voici :

SEIZIÈME OBSERVATION.

J. Gaspar de Miltiz étant de retour dans sa patrie, commença à cracher le sang, sans être néanmoins attaqué de phthisie ou d'étisie; il fut guéri avec beaucoup de peine : mais la même maladie s'étant renouvellée, il éprouva entr'autres accidens un vomissement continuel, que rien ne pouvait calmer. Il succomba enfin à son mal.

A l'ouverture du cadavre, on trouva la cavité de l'abdomen remplie d'eau, et le ventricule percé vers son orifice. Est-ce la toux de cheval dont le malade était tourmenté jour et nuit, ou le mauvais état du poumon qui fut la cause de cet accident?

Je ne perdrai pas mon tems à faire la critique de cette observation, qui ne prouve absolument rien, sinon que *Gaspar* a eu l'estomac perforé, et qu'il en est mort; mais quand et comment? C'est ce qu'il faudrait deviner. Je passe donc à une autre qui paraît avoir persuadé plus particulièrement à *Morgagni*, que ce terme de huit jours peut-être beaucoup plus prolongé dans certaines circonstances.

---

(1) Lib. III., sect. 21, obs. 25.

DIX-SEPTIEME OBSERVATION(1).

Une demoiselle âgée de trente ans, d'un teint fleuri, mais un peu trop grasse, se serrait fortement le bas de la poitrine et les hypocondres pour se rendre la taille fine : ayant suivi en même-tems un régime de vie fort irrégulier, ses règles commencèrent à se supprimer, et elle finit par tomber dans la cachexie la plus complète ; ses pieds enflèrent ensuite, puis son ventre s'élevant à son tour, on eut des doutes sur sa sagesse. Outre les symptômes propres à l'hydropisie, elle se plaignait d'une douleur considérable dans l'hypocondre gauche, toutes les fois qu'elle prenait quelque liquide : la bierre froide et les médicamens l'incommodaient particulièrement. Les médecins et les charlatans ayant essayé, sans succès, un grand nombre de remèdes, je fus enfin consulté : je m'appliquai d'abord avec le plus grand soin à évacuer par les selles et les urines cette saburre dont on sentait la fluctuation dans l'abdomen ; mais les purgatifs les plus forts procurèrent à peine quelques selles, et le ventre augmentait tous les jours de volume (2) : enfin la

---

(1) *Vid.* Eph. Nat. cur. dec. III. an. III. obs. XL. edit. Lips.

(2) Il ne nous dit rien du traitement des charlatans, mais je doute qu'il ait été plus pernicieux à la malade.

malade étant tombée dans une grande prostration de forces, termina heureusement ses jours.....
....

A l'ouverture du bas-ventre, il s'écoula d'abord une certaine quantité de bierre blanche, mêlée avec de la mie de pain, que la malade avait mangée la veille. Ces matières reçues dans une cuiller, parurent de même nature que celles qui furent trouvées ensuite dans l'estomac. En dilatant l'incision, il sortit plus de quarante mesures d'une sérosité très-fétide. L'épiploon était putréfié et refoulé vers le diaphragme par la grande abondance des eaux. Le ventricule offrait un trou de la largueur d'un travers de doigt dans sa partie qui répond à la rate. La vessie était très-petite, les autres viscères étaient sains.......

Cette lésion de l'estomac met en évidence (1) la cause de cette douleur qu'éprouvait la malade après avoir pris quelque chose, et de l'hydropisie qui s'ensuivit. Mais il est impossible de deviner ce qui a pu produire cette perforation ; car on n'observa aux alentours de l'ulcère aucune trace dinflammation ; les bords étaient nets et sans callosités : comme ce trou était presqu'au milieu de l'estomac, et qu'il était recouvert par la rate, on explique plus facilement de quelle manière la malade a pu traîner pendant plusieurs mois une

---

(1) C'est toujours l'auteur de l'observation qui parle.

vie misérable : en effet, tous les alimens qu'elle prenait ne sortaient pas aussi-tôt de l'estomac ; il n'y avait que la portion qui surpassait la hauteur du trou, ou qui s'y trouvait poussée dans les mouvemens du corps.

Les choses se passèrent différemment chez cette femme dont parle *Bonet* (1), où la perforation de la partie inférieure du ventricule occasionna le météorisme du ventre ; car elle mourut le quatrième jour.

Il faut convenir que *Samuel Grassius*, l'auteur de cette observation, nous donne une belle explication des principaux symptômes de cette maladie. Ce médecin s'était formé une singulière idée de l'estomac, et de la manière dont ce viscère essentiel exécute ses fonctions : ces matières qui sortaient tous les jours de l'estomac, et se répandaient dans l'abdomen, y rentraient donc aussi par la même ouverture ? car dans le cas contraire, on aurait dû trouver dans cette cavité des alimens non-digérés, corrompus, etc., etc.... On n'y découvrit cependant que de la mie de pain et de la bierre que la malade avait prises la veille, et ces alimens étaient parfaitement semblables à ceux qui se trouvaient encore dans l'estomac. Je conviens que l'histoire de la médecine

(1) *Voy.* l'Obs. XIII.

nous

nous a transmis des cas pathologiques si extraordinaires, que la difficulté de rendre raison d'un fait, ne doit pas nous en faire nier la possibilité; mais il faut pour cela que le fait soit d'abord constaté, et l'observation de *Grassius* ne prouve nullement que l'estomac fût perforé plusieurs mois avant la mort de la malade. En effet, qu'une fille se serre fortement les hypocondres, que cette pression dérange l'organisation de l'estomac; qu'il en résulte un ulcère, puis le marasme et l'hydropisie : on n'observe, dans cette succession de symptômes, rien que de très-ordinaire, et qui ne se voie tous les jours. Cependant la malade meurt, et on reconnaît alors que l'estomac est perforé : mais comment est-elle morte? *tandem lapsis viribus beatè expiravit.* Voilà tout ce que l'auteur nous apprend sur les derniers momens de la vie; il est vrai qu'il était trop persuadé que les choses s'étaient passées, comme il se l'était figuré, pour avoir fait attention à des circonstances, qui donneraient aujourd'hui quelques lumières à des observateurs plus instruits. Cependant, si par ce peu de mots, il a voulu exprimer une résolution subite des forces, tout porte à croire que c'est dans ce moment même que l'estomac s'est percé : en effet, nous avons vu plusieurs fois la perforation de ce viscère produire une semblable résolution de forces, lorsque les sujets étaient affaiblis par une longue ma-

5

ladie, ou une cause accidentelle quelconque : les observations troisième, treizième et quatorzième, nous en offrent des exemples frappans : de plus, toutes celles que j'ai rapportées jusqu'alors, tendent toutes à nous confirmer dans cette opinion ; les malades qui en font le sujet n'ayant jamais survécu plus de vingt-quatre heures à l'existence de la perforation : cette assertion est même confirmée par les observations produites dans l'intention de prouver le contraire, lorsque ces observations sont rédigées avec exactitude, comme on l'a vu pour celle de M. *Baron*. J'observerai encore, que la femme dont parle *Grassius* après *Bonet*, n'a pas vécu quatre jours avec un trou à l'estomac, comme cet auteur paraît le croire : je pense l'avoir démontré, autant qu'il était possible de le faire dans une circonstance semblable (1).

Ce qui m'étonne le plus dans cette discussion, c'est de voir *Morgagni* adopter une opinion aussi étrange : j'ai peine à concevoir, comment cet homme, doué d'un jugement exquis, a pu croire qu'il était possible de prendre médecine, de manger un potage, de dormir tranquillement, etc., avec un trou à l'estomac, et un épanchement de toutes sortes de matières dans l'abdomen ! Je pour-

---

(1) *Voy.* l'Obs. XIII.

rais entasser les objections, mais il me paraît inutile d'en dire davantage : je crois qu'il est suffisamment prouvé, que dans toutes les observations qui existent, ou, pour parler plus exactement, dans toutes celles dont j'ai eu connaissance, les malades n'ont jamais survécu plus de vingt-quatre heures à la perforation du ventricule ; que la plupart sont morts bien avant ce temps, et que s'il existe quelques faits qui semblent faire croire le contraire, ce sont des faits mal observés, tronqués, et par-là même insignifians.

Il me semble maintenant qu'il ne paraîtra pas sans intérêt de rechercher la cause d'une mort si prompte, et de jeter un coup-d'œil comparatif sur les lésions de l'estomac qui ont le plus de rapports avec les perforations spontanées.

Les plaies de l'estomac ne sont pas toutes mortelles.

Dans un mémoire de M. *Hévin* sur les corps étrangers arrêtés dans l'œsophage, mémoire inséré parmi ceux de l'Académie de Chirurgie (1), on lit une observation, par M. *Coghlan*, d'un homme qui reçut un coup d'épée dans l'estomac, rendit à diverses reprises près de douze livres de sang, tant par le vomissement que par les selles, et guérit néanmoins en fort peu de tems.

(1) Ier. vol., édit. *in*-4°.

A la suite de cette première observation, on en trouve une autre de M. *Lasséré*, qui offre l'exemple d'une guérison encore plus surprenante : l'estomac percé par un coup de couteau qui avait fait une plaie considérable aux parois du ventre, sortait de cette cavité, sans qu'il fût possible de l'y faire rentrer ; cependant les bords de la plaie se détendirent ; l'estomac reprit peu-à-peu sa situation naturelle, contracta des adhérences avec les parties voisines, et la cicatrisation eut lieu après un tems assez long.

Si on peut ajouter foi à l'histoire de ce paysan prussien (1), à qui l'on retira, par l'opération de la gastrotomie, un couteau qu'il avait avalé ; c'est un fait encore plus extraordinaire : les personnes, ajoute l'auteur, qui furent présentes à l'opération, dirent qu'aussi-tôt qu'on eut retiré le couteau de l'estomac, les lèvres de la plaie faite à ce viscère, se rapprochèrent exactement (2).

Je pourrais citer un plus grand nombre d'observations, mais je crains de fatiguer le lecteur ; ceux, d'ailleurs, qui seront curieux de prendre une connaissance plus exacte de tous ces faits ; pourront consulter le Mémoire de M. *Hévin*. Ils trouveront, de plus, un grand nombre de citations que cet auteur a rassemblées.

---

(1) Mém. cit.

(2) *Id.*, pag. 590.

Les abcès de l'estomac qui se font jour au dehors, sont susceptibles de guérison; ils restent souvent fistuleux, et les malades peuvent vivre très-long-tems avec cette incommodité.

Dans le mémoire que je viens de citer, il est fait mention d'un jeune paysan qui avala un couteau, lequel sortit par un abcès qui s'ouvrit au côté gauche de l'abdomen.

Puis d'un pauvre vigneron de la vallée de Montmorency qui avait l'esprit aliéné, et qui avala à trois époques différentes, des morceaux de fer de diverses formes, qui sortirent chaque fois par des abcès qui se formaient à l'abdomen, et se cicatrisaient bientôt après.

Morgagni rapporte (1), qu'une femme, qui avait une tumeur considérable à l'épigastre, vit cette tumeur se dissiper en assez peu de tems; que la peau se contractant ensuite, prit en cet endroit l'aspect d'une cicatrice, et qu'il s'y forma une fistule par où s'écoulaient le vin et la pulpe alimentaire. La malade guérit.

Ettmuller fait mention d'une fille qui reçut dans la région de l'estomac un coup de l'extrémité d'un timon de voiture, et conserva, pendant dix ans, une douleur sourde dans cet endroit: au bout de

(1) Lib. III., epist. XXXVI, art. 3.

ce tems, il survint un abcès qui s'ouvrit spontanément à l'extérieur, et donna issue aux matières contenues dans l'estomac. La malade conserva long-tems une fistule que l'on parvint enfin à guérir (1).

Winker parle d'une fille (2), qui conserva depuis l'âge de la puberté jusqu'à quarante-deux ans, une fistule à l'estomac.

Marguerite Eiguerin ne mourut qu'à quarante-sept ans, quoiqu'elle eût une semblable fistule depuis l'âge de dix-sept (3).

Il y avait plus de dix ans que madame *Tovelt* avait été blessée à la région épigastrique, lorsqu'il se forma à l'endroit même de la blessure, un petit abcès qui répondait dans l'estomac, et que cette dame conserva long-tems avant de mourir (4).

Plusieurs mois après avoir été blessé, le lieutenant *Maillot* fit voir à M. *Percy*, comment la bière qu'il buvait, s'échappait de son estomac, dès qu'il ôtait l'obturateur qui fermait l'ouverure fistuleuse (5).

L'histoire de *Marguerite Goré*, commencée par

---

(1) *Voyez* Journ. de Méd. de Roux et Corv., ventôse an X.

(2) Lieutaud, anat. pract., lib. II, obs. 145.

(3) Cette obs. est tirée des thèses chirurgicales de Haller. *Voyez* le Journal cité.

(4) *Vid.* id.

(5) *Vid.* id.

M. *Roüilly* et finie par les professeurs *Roux* et *Corvisart*, est une preuve récente et des plus authentiques que l'on peut vivre plusieurs années avec une lésion de cette espèce (1).

Souyer-Dulac en rapporte aussi un exemple (2); on en trouve encore d'autres dans les Ephémérides des Curieux de la Nature (3).

La destruction d'une portion considérable de toute l'épaisseur des membranes de l'estomac est également susceptible de guérison, quoiqu'il n'existe pas d'ouverture à l'extérieur, lorsqu'il se forme des adhérences entre les bords de l'ulcère et les parties voisines.

Bonet rapporte (4) qu'une jeune dame, qui avait éprouvé dès son enfance des maux d'estomac très-fréquens, mourut dans la suite d'une fièvre continue.

A l'ouverture du cadavre, on découvrit à la partie supérieure et antérieure de l'estomac, un trou ovale du diamètre d'un pouce et demi, dont la circonférence calleuse et découpée ne ressemblait pas mal à ces franges de soie dont on garnit le bas des tapis. Ce trou était bouché par la partie concave

---

(1) Journ. cit.

(2) Lieutaud, op. cit. lib. II, obs. 145.

(3) 1°. An. IV et V, pag. 36, edit. Lips. 2°. Tom. X, an. 1754, pag. 250, edit. Noremb.

(4) Lib. III, sect. VII, add. obs. III.

du petit lobe du foie qui s'étendait sur le ventricule jusques dans l'hypocondre gauche ; et la membrane qui recouvre ce lobe, adhérait si fortement aux bords de cet ulcère cicatrisé, qu'on ne l'en détacha qu'avec la plus grande peine ; elle avait pris en cet endroit la couleur et l'aspect de la membrane veloutée du ventricule.

Avant de finir cet article, il ne sera pas inutile de dire un mot des épanchemens considérés en eux-mêmes. Il est connu, que le sang épanché dans l'abdomen finit par donner la mort, si on ne lui donne issue (1) ; mais dans ce cas, les accidens ne se manifestent qu'après un certain tems; lorsque le sang vient à s'altérer : je me rappelle avoir lu dans le Traité d'opérations de M. *Sabatier*, deux observations de bile épanchée dans le bas-ventre, par suite de blessures à la vésicule du fiel, et les malades qui en font le sujet ont encore vécu trois ou quatre jours. Ces épanchemens ne deviennent mortels, que parce qu'ils causent l'inflammation et la gangrène des intestins, ce qui suppose un tems plus long, que celui dans lequel sont toujours morts ceux qui ont eu l'estomac perforé.

Que se passe-t-il donc de particulier dans les perforations spontanées intérieures ?

---

(1) *Voyez* le Mémoire de M. Petit, inséré parmi ceux de l'Acad. de Chir., tom. I.

J'alléguerais l'importance de l'estomac, l'étendue de ses sympathies, l'influence directe qu'exerce ce viscère sur les grands mouvemens de la machine, le trouble soudain que cause dans toutes les parties l'altération de ses fonctions, etc., etc. que ces considérations ne résoudraient pas entièrement la difficulté : personne ne nie que les blessures et les abcès de l'estomac ne puissent donner la mort sur-le-champ, ou en très-peu de tems ; mais enfin ces lésions ne sont pas toujours mortelles, et quand même elles le sont essentiellement, il n'est pas rare de voir les malades vivre encore plusieurs jours.

C'est donc dans la complication de l'épanchement et de la perforation qu'il faut chercher la cause de la mort, dans le cas qui nous occupe.

L'analogie peut ici nous être d'un grand secours : en effet, l'expérience a prouvé qu'une plaie d'estomac compliquée d'épanchement, qui ne conserve aucun parallélisme avec l'ouverture extérieure, est bientôt suivie de la mort : lorsqu'au contraire ce parallélisme existe, il n'est pas rare de voir le malade résister quelques jours, ce qui fait croire que l'irritation produite sur les intestins par les matières épanchées, contribue singulièrement à avancer le terme de la vie. Les soins qu'a pris la nature pour prévenir cette complication, ajoutent encore à cette présomption un nouveau degré de probabilité : on observe effectivement, que dans les plaies pénétrantes de l'estomac, il s'opère un resserrement particulier dans tout l'abdomen qui rapproche ce viscère de l'ouverture extérieure, le pousse même au-dehors, si l'espace le permet, et s'oppose ainsi à l'épanchement qui aurait eu lieu sans ce mécanisme. Il faut encore remarquer que dans la plupart des blessures, il n'y a que solution de continuité, et non pas perte de substance comme dans la perforation ; de sorte que les contractions, ou mieux la force tonique des fibres de l'estomac peuvent rapprocher plus ou moins exactement les bords de la division, et s'opposer à l'épanchement. Dans les abcès de ce viscère qui s'ouvrent à l'extérieur, c'est une autre disposition qui produit le même résultat ; l'inflammation qui a existé précédemment dans ces parties, leur a fait contracter des adhérences qui préviennent la possibilité des épanchemens à l'intérieur. C'est enfin par la combinaison de tous ces moyens que la nature opère la guérison dans les cas qui en sont susceptibles : il n'est pas rare de voir s'écouler les liqueurs et les alimens contenus dans l'estomac, lorsqu'on retire le fer qui a percé ce viscère ; mais si l'ouverture est étroite, bientôt après il ne passe plus rien, ce qui semble indiquer que les bords de la division se sont resserrés ; l'inflammation qui survient ensuite achève de les réunir, et la cicatrisation a lieu, si le malade a la force de résister aux accidens nombreux qui troublent ordinairement cette cure (1).

Mais dans une perforation intérieure, il n'existe aucune de ces ressources; les parois de l'estomac sont détruites dans toute leur épaisseur; les bords de l'ouverture le plus souvent durs, noirs, frangés, manquent toujours des conditions absolument nécessaires pour se réunir, ou contracter des adhérences avec les parties voisines. Toutes les matières qui étaient contenues dans l'estomac, sont épanchées dans l'abdomen, l'air et les gaz qui se dégagent font effort pour occuper plus d'espace, et exercent sur toutes les parties du bas-ventre une irritation continuelle.

On conçoit que dans un tel état de choses, il faut absolument que le malade meure; et sa mort est

---

(1) Si cette manière de concevoir la guérison de certaines blessures de l'estomac, est conforme à la raison et à l'expérience, on conçoit combien sont pernicieuses les manœuvres de quelques chirurgiens, qui appellés auprès des blessés pour leur porter secours dans des cas semblables, commençent par introduire leur doigt dans la plaie, si l'ouverture le permet, ou y insinuent leurs stylets qu'ils dirigent en divers sens: ces recherches indiscrètes ne sont d'aucune utilité au malade, elles ne servent qu'à satisfaire une vaine curiosité, changer le rapport des parties, détruire les adhérences qui commençaient à se former, et ôter à la nature les ressources qu'elle s'était ménagées.

d'autant plus prompte, que l'action de ces causes destructives ne pouvant être suspendue un seul instant, nécessite des efforts violens et continus qui ont bientôt consumé ses forces.

RÉSUMÉ GÉNÉRAL.

La perforation spontanée intérieure de l'estomac n'est pas une maladie aussi rare qu'on le pense ordinairement : elle a lieu à la suite de la gangrène, d'un ulcère, ou d'un abcès de ce viscère. L'honneur d'un médecin est intéressé à la reconnaître, et à en prédire le résultat. Les symptômes les plus frappans et les plus ordinaires de cette lésion sont une douleur énorme, atroce et instantanée à l'épigastre ; le sentiment intime et bien étonnant d'une lésion profonde et mortelle, une résolution subite des forces, le vomissement de quelques gorgées d'alimens, ou au moins quelques efforts pour vomir ; un pouls faible ou dur, et toujours très-vîte, la figure décomposée, des douleurs cruelles, et sans relâche, l'inutilité de tous les remèdes, la mort dans les vingt-quatre heures, et la tuméfaction du ventre après la mort, si elle n'a pas eu lieu auparavant. L'âge, le tempérament, et sur-tout l'état des forces, modifient ces syptômes, et les circonstances antécédentes fournissent de grandes lumières dans la plupart des cas. Si quelques-uns des symptômes principaux se manifestent après qu'on a reconnu une lésion organique de l'estomac, le diagnostic est assez facile : aussi je pense qu'il était possible de reconnaître l'existence de la perforation chez les malades qui font le sujet des observations troisième, quatrième, septième et quinzième. Lorsqu'on est privé de ce secours, il ne reste que l'analogie avec les faits que j'ai produits; et sous ce rapport ces faits me paraissent du plus grand intérêt. J'ai prouvé de plus que cette lésion peut faire périr sur-le-champ, qu'elle fait toujours périr promptement ; et j'ai donné de ce phénomène l'explication qui m'a paru la plus vraisemblable.

FIN.

ERRATA.

Pag. 8, lig. 9, cardialque ; *lisez* cardialgie.
Pag. 16, à la note ; *ajoutez* Journal de Roux et Corvisart, fructidor, etc.
Pag. 39, lig. 2, incisés ; *lisez* incisées.
Pag. 41, lig. 2, qui n'avait, *lisez* qui n'avais.
Idem, lig. 3, ignorait ; *lisez* ignorais.